AMRA

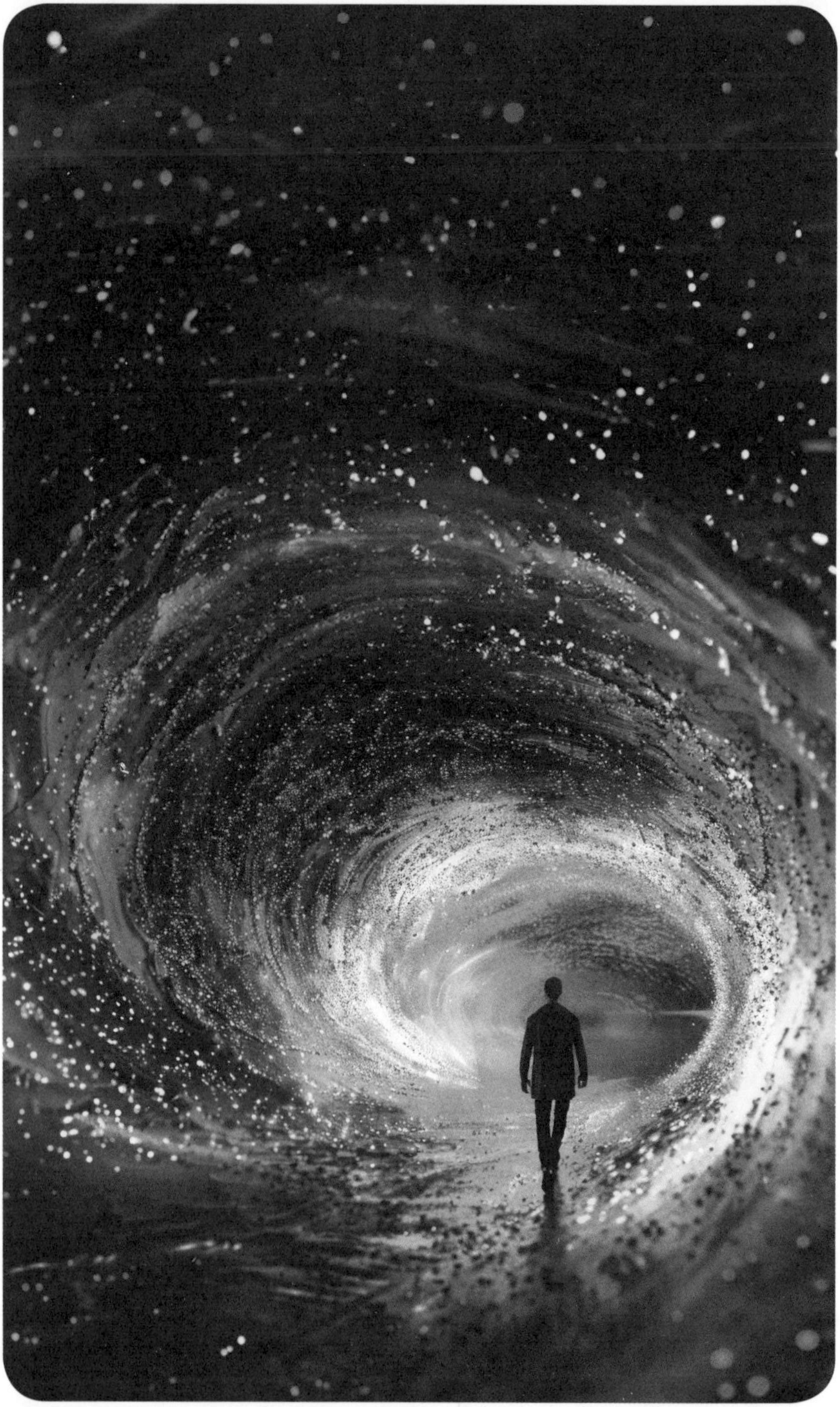

HORST KROHNE

GEHEIMNIS LEBENSKALENDER

Heilen mit dem Gedächtnis des Energiekörpers

Überarbeitete Neuausgabe

AMRA

Besuchen Sie unseren Shop:
www.AmraVerlag.de

Ihre 80-Minuten-Gratis-CD erwartet Sie.
Unser Geschenk an Sie … einfach anfordern!

Überarbeitete Neuausgabe im AMRA Verlag
Hotline: + 49 (0) 61 81 – 18 93 92
Service: Info@AmraVerlag.de

Herausgeber & Lektor	Michael Nagula
Einbandgestaltung	Guter Punkt
Layout & Satz	Birgit Letsch
Illustrationen	Sascha Pölzl
Druck	Tschechien

ISBN Hardcover 978-3-95447-513-1
ISBN eBook 978-3-95447-514-8

Folgende weitere Bücher von Horst Krohne sind bei AMRA erhältlich:
Geistheilung – Dialog mit der Seele. Überarbeitete Neuausgabe
Neue Sicht des Geistigen Heilens. Neuausgabe. Doppelter Umfang
Ich möchte wissen, um zu helfen! Wie Medialität Heilung unterstützt
Die Geistige Schöpfung des Lebens. Botschaften zur Entstehung der Welt
Die Zwölf Programme des Bewusstseins. Geistiges Heilen und Lebenssinn
Die Zwölf Dimensionen des Lebens. Wie unser Bewusstsein aufgebaut ist
Hausbuch der Geistheilung. Hilfe im Alltag und bei chronischen Leiden

Inhalt

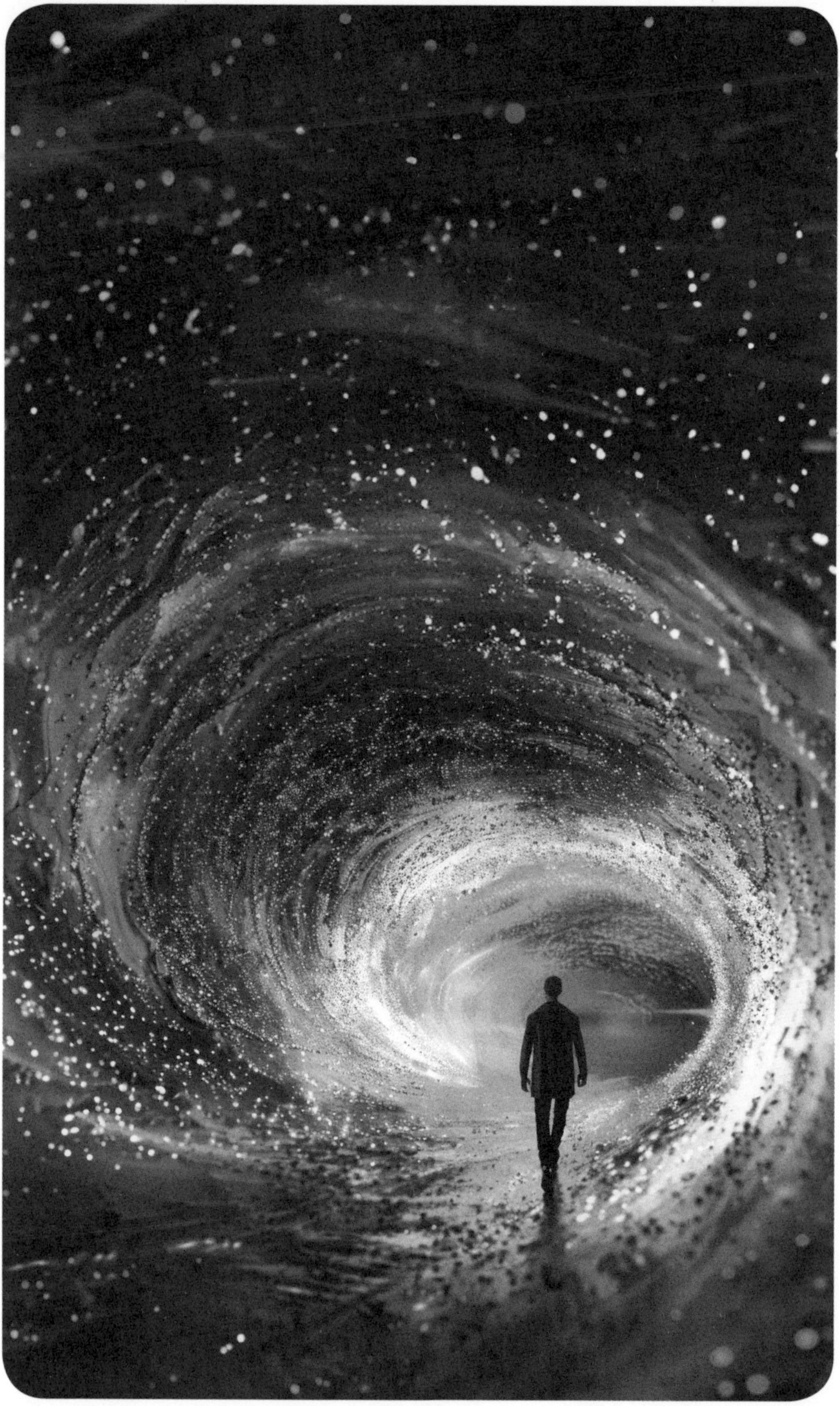

Zum 20jährigen Jubiläum

Als ich dieses Buch schrieb, ahnte ich noch nicht, wie unglaublich erfolgreich die Arbeit mit dem Lebenskalender sein würde. Nach nun zwanzig Jahren praktischer Anwendung hat sich gezeigt, dass der Lebenskalender zu einem der wichtigsten Hilfsmittel geworden ist, wenn es darum geht, in der Biografie des Klienten Erfahrungen aufzuspüren, die zu belastenden energetischen Blockaden oder Krankheiten geführt haben. Heiler mit medialer Anbindung, die diese Methode beherrschen, können dabei Bewusstseinsregulierungen anregen, die vorher nicht für möglich gehalten wurden. Sie hat sich als ideal erwiesen zur Behandlung von schwer fassbaren gesundheitlichen Themen, welche ausgelöst werden durch Schockerlebnisse, traumatische Ereignisse und andere ungelöste Konflikte, die Freiheit und Leben des Klienten einschränken. Das Wunderbare an dieser Methode ist, dass es lediglich eines erfahrenen Heilers bedarf, damit die Regulierung sofort einsetzt.

Dadurch erweisen sich viele Krankheiten plötzlich als heilbar. Aber diese Methode, traumatische Erlebnisse einfach auszuschalten, muss erlernt werden. Sie verlangt vom Heiler eine zutiefst bewusste Einstellung zu den heilenden Kräften, die in allen Menschen vorhanden sind. Es ist nicht der Heiler, der heilt. Es sind der Körper und Geist des Klienten selbst, die bei der Arbeit mit dem Lebenskalender die Heilung in die Wege leiten. Hilfreich für den Klienten ist dabei die Bewusstheit, dass wir geistige Wesen sind, die Erfahrungen im menschlichen Körper machen. Notwendig für den Heiler ist ein tiefes Einfühlungsvermögen, ein seelisches Verbundensein, um die Spuren der Eintragung traumatischer Erlebnisse im Bewusstsein eines Menschen aufzudecken.

Ich wünsche Ihnen allen viel Erkenntnis beim Lesen dieses Buches. Es ist in der Lage, ihr Bewusstsein anzuheben, und wird Ihnen mit ziemlicher Sicherheit helfen, vieles in ihrem Leben besser zu verstehen.

Wir alle tragen Altlasten mit uns, die zu unserem Befinden beitragen. Über den Lebenskalender können wir sie ermitteln und Heilung zulassen.

Teneriffa, im Sommer 2024

Horst Krohne

Einführung

Es gibt viele Bücher über Geistiges Heilen, in denen wundersame Genesungsprozesse beschrieben werden. Meist berühren diese Schilderungen das Herz, aber selten erreichen sie auch den Verstand. Mir war es schon immer ein Anliegen, die Hintergründe der Geistheilung zu verstehen. Ich wollte wissen, wie diese Heilungen »funktionieren«, wie Heiler arbeiten und warum sie in vielen Fällen erfolgreich sind und in manchen nicht. So etwas steht nicht in Büchern, und es wäre auch nicht sinnvoll, es aus Büchern zu lernen, denn das Wissen darüber, wie Geistiges Heilen »funktioniert«, kann nicht in der Theorie erworben werden. Es kann nur durch das Beobachten anderer Heiler erlernt werden, auf dem Weg der Praxis – und mit Unterstützung aus einer geistigen Dimension.

In den Jahren 1975 bis 1985, in denen ich Heiler aus aller Welt bei ihrer Arbeit beobachten und von ihnen lernen durfte, wurde mir klar, dass Geistheilung naturwissenschaftlich nicht zu erklären ist. Wahre Geistheilung ist ein spiritueller Akt, obwohl es auch Bereiche gibt, die sich mit der Schulmedizin oder mit der Naturheilkunde durchaus vereinbaren und auch mit deren Terminologie ansatzweise erklären lassen.

Dem Geheimnis Lebenskalender, das diesem Buch seinen Titel gegeben hat, bin ich erst kürzlich auf die Spur gekommen. »Wie macht man solche Entdeckungen?«, fragen Sie sich jetzt vielleicht. Ich mache sie immer wieder dann, wenn ich es mit offenbar therapieresistenten Klienten zu tun habe und mit all meinem Wissen und Können am Ende zu sein scheine. Dann bitte ich um Hinweise aus der Geistigen Welt – und bekomme sie auch. »Das erfordert Medialität«, werden Sie sagen, »und die hat man oder man hat sie nicht.« Dieser Ansicht war ich auch einmal, aber nach und nach wurde ich eines Besseren belehrt – und ich lerne immer noch.

Dieses Buch ist nicht zuletzt ein Buch über wichtige Abschnitte auf meinem Weg zum Heiler. Mein Weg ähnelt in manchen Punkten vielleicht den Wegen, die andere Heiler gegangen sind, aber er ist auch ein ganz individueller Weg. Im Grunde meines Herzens bin ich ein Forscher, immer auf der Suche nach Geheimnissen, die noch entdeckt und erklärt werden wollen. Das ist natürlich nicht ganz einfach, wenn man sich auf einem Gebiet bewegt, das mit unserem logisch-analytischen Verstand nicht zu erfassen ist. Dennoch war es immer mein Ziel, mich dem Mysterium mit einer gewissen Objektivität zu nähern und meine Erfahrungen an andere Menschen weiterzugeben. Aus diesem Grund habe ich das Lehrprogramm *Die Schule der Geistheilung nach Horst Krohne®* entwickelt. Meine langjährige Erfahrung als Schüler, Heiler und Lehrer hat mir gezeigt, dass man keineswegs zum Heiler geboren sein muss, dass auch Medialität erlernbar ist und dass jeder, der sich dem noch Unentdeckten mit dem Wunsch »Ich möchte wissen, um zu helfen« nähert, Hilfe aus einer anderen Dimension bekommen wird.

Wie das »funktioniert«, kann man auch bis zu einem gewissen Grad erklären, aber am besten ist es, Sie probieren es selbst aus. Ich selbst habe nichts anderes getan auf meinem Weg zum Heiler und dabei immer wieder die Erfahrung gemacht, dass Vorsagen nicht zur Weisheit führt. Weisheit ist nämlich gelebtes Wissen, und das kann sich jeder nur selbst erwerben.

Dennoch lade ich Sie, meine Leser, nun ein, an meinen Erfahrungen als Heiler teilzuhaben. Diese Erfahrungen haben meinen Lebenshorizont erweitert, und vielleicht kann die eine oder andere Ihnen auf Ihrem eigenen Weg von Nutzen sein.

Langen/Teneriffa, im Sommer 2004

Horst Krohne

Erste Schritte auf meinem Weg zum Heiler

Oft wurde ich gefragt, wie man eigentlich Geistheiler wird. Es gibt viele Wege, und da ich meinen eigenen am besten kenne, möchte ich ihn hier kurz beschreiben.

Ich wurde 1934 in Berlin geboren und bin in den Kriegs- und Nachkriegsjahren in Deutschland aufgewachsen. Fünf Jahre, von 1942 bis 1947, verbrachte ich zusammen mit meiner Mutter und meinem sechs Jahre jüngeren Bruder auf dem Land bei meinen Großeltern mütterlicherseits – in der Grenzmark, die heute zu Polen gehört. Mein Urgroßvater, den ich noch erleben durfte, war ein bekannter Heiler für Tiere. Meine Großmutter war Gebetsheilerin und ihre drei Schwestern waren auf unterschiedliche Weise medial begabt. Eine konnte in die Zukunft schauen, was uns sehr zugute kam, da wir über praktisch jedes große Ereignis im Voraus Bescheid wussten. Eine andere Schwester konnte erkennen, an welcher Krankheit ein Mensch litt, wenn sie ihn nur anschaute. Selbst aus Fotos konnte sie eine ziemlich genaue Diagnose für den Zeitpunkt der Aufnahme stellen. Die dritte Schwester war in der Lage, Gedanken und Gefühle anderer Menschen zu empfangen, auch wenn diese weit von ihr entfernt waren.

So wurde ich, während ich heranwuchs, Zeuge vieler medialer Botschaften und erlebte zahlreiche Heilungen und Wunder. Das Übersinnliche war normal für mich, was dazu führte, dass ich auch in den Jahren danach alles Mediale, Außer- und Übersinnliche problemlos akzeptieren konnte. Der Weg in eine andere Dimension war offen. Es fehlten nur noch die entscheidenden Begegnungen und die Lehrer. Von ihnen sollte ich später genügend kennenlernen. Doch zunächst musste ich einen beruflichen Entwicklungsprozess durchlaufen.

Ich erlernte das Handwerk des Feinoptikers und bestand die Meisterprüfung mit der Herstellung eines Eineinhalb-Meter-Spiegelteleskop für die Sternwarte von Caracas, der Hauptstadt von Venezuela. Drei Jahre studierte ich über den zweiten Bildungsweg Betriebs- und Verkaufspsychologie und arbeitete dann zehn Jahre lang als Verkaufsleiter eines mittelständigen Unternehmens in Berlin. Auf dem Höhepunkt meiner beruflichen Karriere – ich sollte die Vertriebsleitung für ganz Deutschland übernehmen – stieg ich aus dem Wirtschaftsleben aus und ging mit all meinen Ersparnissen nach Teneriffa, um nach dem Sinn meines Lebens zu suchen.

Im zweiten Jahr auf Teneriffa kaufte ich ein abgelegenes Stück Land an der Steilküste von La Matanza und baute ein Haus darauf, das sich im Laufe mehrerer Jahre zu einem Gästehaus mit sechzehn Betten, Schwimmbad, Restaurant, einem Garten mit biologischem Anbau, Seminarräumen und einer Praxis für Naturheilkunde entwickelte. Das *Zentrum für Lebenshilfe* war geboren. Ich war gerade vierzig geworden, und dies sollte nun fünfundzwanzig Jahre lang meine Wirkungsstätte sein. Gleich 1975, im ersten Jahr nach der Eröffnung, folgten Heiler aus aller Welt und vielen Kulturen meiner Einladung und praktizierten bei uns. Psychologen, Meditationslehrer, Astrologen und Heiler gaben Seminare, und schon bald war unser Haus über die Grenzen hinaus bekannt.

Die ersten Lehrer

David Wolten, Trancemedium und Heiler, war der erste Geistheiler, der in meinem Haus praktizierte. Was mich an ihm besonders beeindruckte, war sein tiefes, scheinbar selbstverständliches Vertrauen in die Kräfte, die durch sein Wesen zum Ausdruck kamen. In den folgenden Jahren sollten noch viele andere Heiler meine Einstellung zu den etablierten Systemen der Schulmedizin und der Psychologie gründlich verändern.

Meine Neugier und mein Forschergeist drängten mich, Einblicke in das Unsichtbare, nicht Greifbare der Geistheilung zu bekommen. Mit allen Heilern, die in mein Haus kamen, hatte ich eine Absprache. Sie konnten bei mir wohnen und praktizieren, während ich für die nötigen Klienten sorgte. Als Gegenleistung wollte ich bei allen Behandlungen dabei sein. In den folgenden Jahren machte ich viele Beobachtungen, lernte verschiedene Heilmethoden kennen, wurde Zeuge wundersamer Heilungen, erlebte aber auch hoffnungslose Fälle. Doch jede Erfahrung lehrte mich: Alles, was geschieht, hat mindestens eine Ursache. Diese Erkenntnis führte dazu, dass ich jede gelungene Heilung, aber auch jedes erfolglose Bemühen hinterfragte. Die Ursachenforschung im Unsichtbaren, Unfassbaren hatte begonnen.

Jahre später und nach vielen Ausbildungen und Einweihungen wurde ich selbst zum Heiler, denn: *Wer etwas gelernt hat und es nicht ausübt, hat nichts gelernt!*

Dieser Spruch stammt von Jimmy Gonzáles, einem philippinischen Heiler spanischer Abstammung, der mich sehr beeindruckt hat. Jimmy arbeitete viel im Ausland und hatte schon alle Kontinente bereist. Als er 1981 in Deutschland war, konnte ich ihn dazu bewegen, auch einige Wochen bei mir auf Teneriffa zu wirken. Er war damals fünfzig Jahre alt, verheiratet und ernährte seine Familie auf den Philippinen damit, dass er seine Honorare dorthin überwies. Auf meine Frage, ob er mit seiner Auslandstätigkeit glücklich sei, antwortete er: »Ich muss das tun, denn wenn ich nicht heile, geht es mir schlecht.« Er hatte in der Touristikbranche gelernt und gearbeitet, als er plötzlich erkrankte. »Weil die Ärzte mir nicht helfen konnten«, erklärte er mir, »ging ich zu einem philippinischen Heiler, und der sagte mir: ›Du bist krank, weil du nicht als Heiler arbeitest.‹ Und dann sagte dieser Heiler noch: ›Komm in meine Ausbildung, und du wirst erleben, wie du gesund wirst. Ich muss dir zwar sagen, dass du als Heiler nur außerhalb deiner Heimat wirken wirst, aber das ist deine karmische Aufgabe: Geistiges Heilen zu verbreiten.‹ Nachdem ich ein Jahr lang von ihm ausgebildet worden war und eine eigene Praxis aufgemacht hatte, wurde ich erneut krank. Ich ging wieder zu meinem Lehrer, und der sagte mir: ›Geh ins Ausland und heile dort, das habe ich dir doch gesagt.‹ Das tat ich und wurde gesund. Nun heile ich schon seit mehr als zwanzig Jahren in vielen Ländern. Ich bin mehrmals im Jahr zu Hause, aber nie länger als vier Wochen, weil ich sonst wieder krank werde.«

So eine karmische Aufgabe muss doch einen Sinn haben, sagte ich mir und wollte unbedingt mehr darüber erfahren. Wenn ich heute zurückschaue, weiß ich, dass die Wochen mit Jimmy Gonzáles die wichtigsten auf meinem Weg zum Heiler waren. Die etwa zweihundert Heilbehandlungen, die er in meiner Anwesenheit durchführte, und die präzisen und treffenden Erklärungen, die er den Klienten über den Sinn ihrer Krankheit gab, haben einen bleibenden Eindruck bei mir hinterlassen. Jimmy war nicht nur für mich, sondern auch für andere Menschen ein *heilender Lehrer* und ist es immer noch.

Zwei scheinbar aussichtslose Fälle

Ein Erlebnis mit Jimmy werde ich nie vergessen. In der Zeit, in der er sich in unserem Haus aufhielt, fand dort auch ein Seminar über grenzwissenschaftliche Heilmethoden und Heilmeditationen statt und eine Teilnehmerin an diesem Seminar hatte eine schwer erkrankte Freundin mitgebracht. Sie hatte Leberkrebs und Metastasen in verschiedenen Bauchorganen und musste in den Seminarraum getragen werden. Die ersten beiden Seminartage verbrachte sie in einem bequemen Liegestuhl. Am Abend des zweiten Tages bat ich Jimmy, sich diese Frau einmal anzusehen. »Es ist zu spät«, sagte er zu mir, ließ die Frau aber doch in den Raum tragen, den wir ihm zum Behandeln zur Verfügung gestellt hatten. Sie lag auf einer Massageliege, und er bat sie, den Bauch frei zu machen. Dann legte er ein großes schwarzes Seidentuch über ihren Bauch. Er benutzte dieses Tuch immer, wenn er mit seinem Röntgenblick diagnostizierte, denn, wie er mir erklärt hatte, konnte er durch das schwarze Tuch besser in den Körper eines Menschen hineinschauen. Nachdem er ungefähr zwei Minuten lang ganz in sich versunken vor der Klientin gestanden hatte, bat er mich, einen leeren Wassereimer zu holen. Dann trat er vor seinen Altar (er ist ein tiefgläubiger Christ) und bereitete sich auf die Behandlung vor. Als ich mit dem Eimer in der Hand den Raum betrat, merkte ich an seinem Blick, dass er sich in dem

Trancezustand befand, in den er sich immer begab, wenn er geisteschirurgisch arbeitete.

Er bat mich, den Eimer auf der rechten Seite an den Bauch der Klientin zu halten. Dann strich er mit dem Finger über ihre Bauchdecke. Eine etwa fünfzehn Zentimeter lange Öffnung entstand. Nun arbeitete er mit einer mir bereits bekannten leichten Drucktechnik. Er benutzte dazu die fünf Finger der linken sowie Daumen und Zeigefinger der rechten Hand. Während er so arbeitete, quoll mehr als ein Liter blutiger Eiter aus dem Bauch der Klientin. Nach einigen Minuten – der Eimer war halbvoll – richtete er sich auf, strich mit einer Hand über den Bauch der Klientin, und von der Öffnung war nichts mehr zu sehen. Nachdem wir alles gereinigt hatten, sprach er die Klientin an, bat sie aufzustehen, hakte sie unter und führte sie zu dem Auto, in dem ihre Freundin wartete. Zum Erstaunen aller konnte die Klientin in kürzester Zeit wieder allein gehen, saß aufrecht auf ihrem Stuhl und nahm aktiv an dem Seminar teil.

Natürlich fragte ich Jimmy, ob die Frau, meine Seminarteilnehmerin, denn eine Chance habe, wieder gesund zu werden, wo er doch selbst gesagt hatte, dass es zu spät sei. »Ich habe für sie gebetet«, war seine kurze Antwort. »Nun liegt es ganz an ihr selbst und daran, wie sie weiterhin leben wird. Es ist alles möglich.«

Diese Klientin war eine stadtbekannte Geschäftsfrau, Innenarchitektin und Besitzerin eines gutgehenden Einrichtungshauses. Während des Seminars blühte sie regelrecht auf, und wir alle freuten uns mit ihr. Doch als wir gerade mit der Abschlussmeditation beginnen wollten, stand sie auf und sagte: »Ich weiß gar nicht, was ich hier noch soll. In den letzten Tagen hätte ich in meinem Geschäft so viel Geld verdienen können.«

Wir alle waren schockiert, kein Wort des Dankes und stattdessen dieser Spruch. Da hatten wir im Seminar immer wieder von den geistigen Notwendigkeiten bei Heilungen gesprochen, von Dankbarkeit, Gottvertrauen und Liebe, doch sie hatte damit offenbar nichts anfangen können. Sie wusste nicht, was sie hier noch sollte. Ihre Freundin, mit der ich in Kontakt blieb, mühte sich zwei Wochen lang vergebens, das Bewusstsein der Klientin anzuheben, aber es gelang nicht; sie lebte nur für ihr Geschäft. Wie mir berichtet wurde, ist sie vier Wochen später unter großen Schmerzen gestorben.

Wie dieser Fall deutlich zeigt, gibt immer der Empfänger den Ausschlag für die Wirkung der Heilung, nicht der Heiler. Ich habe erlebt, dass selbst in scheinbar aussichtslosen Fällen Heilungen erfolgten, und wie ich von Jimmy Gonzáles und anderen Heilern erfahren habe, gibt es, wenn nichts geholfen hat, immer noch das Gebet, die Fürbitte. Das ist die allerhöchste Ebene, die für Heilungen herangezogen werden kann. Handauflegen, Suggestionen, mentales Heilen, Chakrenenergie, Arbeit mit geistigen Helfern – all das sind Heilungsmöglichkeiten, die immer wieder wirken, doch was geschieht, wenn die »allerhöchste Instanz« entscheidet, ist schwer zu beschreiben. Sprechen ich eine Fürbitte aus, sind die Resultate ganz unterschiedlich. Sie hängen von den Lebensumständen des Kranken ab, aber letztlich sind sein Bewusstsein und seine Einstellung zum Leben entscheidend.

Wenn lebensbedrohlich Erkrankte zu mir kamen, fragte ich sie nach einem klärenden Gespräch oft, ob sie nicht an dem Selbsthilfekurs »Die Heilkraft liegt in dir« teilnehmen möchten, den wir regelmäßig anbieten. Meine Erfahrungen hatten mir nämlich gezeigt, dass auch in aussichtslosen Fällen eine Chance auf Heilung besteht, wenn der Kranke den Sinn seines Leidens erkennt, eine Kehrtwende im Bewusstsein vollzieht und dann von einem erfahrenen Geistheiler behandelt wird.

Schauen wir uns den zweiten Fall an: Eine etwa fünfzigjährige Frau hatte von mir gehört und kam zu einem Heiltermin. Sie hatte Leberkrebs, und die Ärzte gaben ihr noch vier bis sechs Monate. Mittlerweile war sie so geschwächt, dass sie sich nur noch vier bis fünf Stunden pro Tag auf den Beinen halten konnte. Im Gespräch erfuhr ich, dass sie gerne etwas über den tieferen Grund ihrer Erkrankung wissen wollte. Ich untersuchte all ihre energetischen Muster – Aura, Meridiane, Chakren. Sie zeigten mir, dass ihre Seele noch nicht aufgegeben hatte. Mein geistiger Führer, mit dem ich in schwierigen Fällen Kontakt aufnehme, sagte mir: »Sie muss selbst erkennen, warum sie

Krebs hat und was sie in ihrem Leben verändern muss.« Nun wäre es falsch gewesen, diese Antwort an die Kranke weiterzugeben, auch wenn sie etwas über den Sinn ihrer Krankheit erfahren wollte. Ich sprach also zunächst eine Fürbitte und bat um Aufschub im Krankheitsverlauf, weil mir im Gespräch mit der Klientin klar geworden war, dass die Sinnfindung einige Zeit in Anspruch nehmen würde. Mit Hilfe meines Geistführers durfte ich dann eine schon öfter angewandte Methode einsetzen und die Krebsgeschwulst in der Leber der Klientin mit Hilfe von Chakrenenergie aufheizen. Die lokale Erwärmung war so stark, dass ihr das Wasser aus allen Poren lief und ihr ganzer Körper in Schweiß gebadet war. Anschließend bat ich sie, doch einmal zu überlegen, ob ein Heilkurs nicht das Richtige für sie sei, denn nun habe sie Zeit bekommen, einen Aufschub. Die Überwärmung der Tumore habe den Krankheitsverlauf erst einmal gestoppt. Sie entschied sich für den Heilkurs.

In diesem Kurs, in dem die Teilnehmer Heilmeditation, Handauflegen, Gebetsheilung und einiges mehr erlernen, wird jeder Teilnehmer auch von einem erfahrenen Heiler behandelt. Mehrmals versuchte ich eine Energieübertragung bei dieser Klientin, doch nichts geschah. Keine Heilung! Ich dachte, sie müsse nun ganz schön enttäuscht sein: fünf Tage im Kurs und kein Heilerfolg. Aber das Gegenteil war der Fall. Sie fragte, ob es nicht noch einen Kurs gäbe. »Ja«, sagte ich, »in drei Monaten gibt es einen Kurs für Fortgeschrittene.« »Gut, dann sehen wir uns in drei Monaten wieder«, meinte sie, »ich habe ja jetzt einen Aufschub bekommen.«

Drei Monate später sahen wir uns also wieder. Unauffällig für alle Teilnehmer machte sie den Kurs mit, war immer bei der Sache, sagte aber nur wenig. Auch zu diesem Kurs gehörten Heilbehandlungen mit verschiedenen Techniken, und ich selbst versuchte mehrmals, in einer Heilbehandlung etwas für sie zu bewirken. Bei dieser krebskranken Frau war alles zu, doch irgendwie anders, als ich es von anderen Kranken, die Heilung nicht annehmen wollen, kannte. Mir fiel außerdem auf, dass sie bei den Übungen, welche die Kursteilnehmer miteinander machten, Energie für den Empfänger spürbar übertragen konnte, aber selbst nichts empfing. Am Ende des Kurses war sie in keiner Weise in den Genuss einer erfolgreichen Heilung gekommen. Das war eigenartig.

Zum Abschluss saßen wir alle gemeinsam um einen großen Tisch. Alle redeten über die Erfahrungen, die sie in den fünf Kurstagen gemacht hatten, und Freude und Zufriedenheit sprachen aus ihren Worten. Meine spezielle Teilnehmerin saß links von mir. Sie hatte sich ein Glas Wasser bestellt und hörte mehr als eine Stunde lang wortlos zu. Plötzlich begann sie zu sprechen. Sie erzählte, was sie in dem Kurs alles gelernt hatte, sprach über die Fehler, die sie in den letzten Jahren gemacht hatte, und über das, was sie nun ändern wollte. Sie sprach über göttliche Gnade, Nächstenliebe, schöpferisches Potenzial und Transformation, und das alles mit einer Klarheit und

Ausdruckskraft, die uns sehr stark berührte. Als sie geendet hatte, breitete sich eine feierliche Stille im Raum aus. Keiner wagte ein Wort zu sprechen, weil alle das Gefühl hatten, damit etwas Großes zu zerstören.

Auf einmal hörte ich meinen geistigen Führer mit fast dröhnender Stimme sagen: »Jetzt darfst du sie behandeln.« Da sie links von mir saß, nahm ich meine Hände und legte sie vorn und hinten auf ihren untersten rechten Rippenbogen. Und schlagartig stand ich wie unter Strom. Mein Körper vibrierte, mir wurde heiß und das Wasser floss mir – auch ihr – aus allen Poren. Ich war nicht in der Lage, meine Hände zu bewegen. Wie von einem Magneten festgehalten klebten sie an ihrem Körper. Nach etwa zehn Minuten hörte das Vibrieren auf und meine innere Stimme sagte: »Sie ist geheilt!«

Ich öffnete die Augen, und sie strahlte mich an. Es war eindeutig etwas geschehen. »Jetzt feiern wir meinen neuen Geburtstag«, sagte sie. Sie bestellte eine Flasche Wein, und als wir alle mit ihr anstießen, meinte sie: »Ich lade euch jetzt zum Essen ein, denn wir haben den besten Grund zu feiern: Ich bin neu geboren!«

Wir saßen bis weit nach Mitternacht zusammen. Von der krankhaften Müdigkeit, die sie bis dahin an den Tag gelegt hatte, war nichts mehr zu merken. Zum Teil aus Neugier, doch auch aus einer gewissen Sorge heraus, weil sie in den darauf folgenden Tagen so dynamisch lebte, riet ich ihr, sich von einem Arzt untersuchen zu lassen. Der Tumor in der Leber war verschwunden, und alle

Leberwerte waren normal. Natürlich freute ich mich über diese Heilung, aber ich machte mir auch viele Gedanken, einmal über die Art und Weise, wie dies alles wohl geschehen war, und zum anderen darüber, welche tieferen Hintergründe es wohl hatte. Die tieferen Hintergründe wurden sehr bald deutlich.

Schon kurze Zeit später erfuhr ich, dass diese Frau einen großen Bekanntenkreis hatte, und all ihre Freunde und Bekannten wollten von ihr erfahren, wie es zu dieser Heilung gekommen war. Wir Kursteilnehmer hatten selbst erfahren, wie sie am Ende des Kurses überzeugend über geistige und religiöse Themen sprach. Manche ihrer Zuhörer baten sie, ihnen die Hände aufzulegen, wie sie es im Kurs gelernt hatte, und einige wurden geheilt. Obwohl sie nie Heilerin hatte werden wollen und den Kurs nur besucht hatte, weil sie gesund werden wollte, traf sie nun eine Entscheidung. Sie übergab das große Familienunternehmen, das sie bisher als Geschäftsführerin geleitet hatte, ihrem Sohn, befasste sich weiter intensiv mit Geistheilung und wurde selbst Heilerin. Den größten Erfolg hat sie bei Tumor-Klienten, denn hier kann sie ihre eigenen Erfahrungen einbringen.

Das war also der tiefere Hintergrund ihrer Heilung: Sie sollte in ihrem jetzigen Leben nicht nur Waren herstellen und verkaufen, sondern auch als Heilerin wirken. Für diesen Weg musste sie sich ganz allein entscheiden. Sie hat es geschafft und konnte geheilt werden. Sicherlich ist dieser Vorgang soweit verständlich und akzeptabel, doch was ist mit dem Heilungsprozess? Wie ist es möglich, dass sich ein Tumor in wenigen Minuten auflöst, die Leberwerte wieder normal sind und ein eben noch von Krankheit gezeichneter Mensch plötzlich wieder alles essen und trinken kann und spontan, ohne jede Regenerationsphase, zu voller Leistungsfähigkeit gelangt?

Zur damaligen Zeit hatte ich dafür nicht die geringste Erklärung und vielleicht habe ich sie auch heute noch nicht, aber auf der Basis der vielen Erfahrungen, die ich inzwischen gemacht habe, und vor allem aufgrund der medialen Botschaften, die ich empfangen habe, wage ich auf den folgenden Seiten eine Erklärung, die natürlich stets meine subjektive Einstellung widerspiegelt.

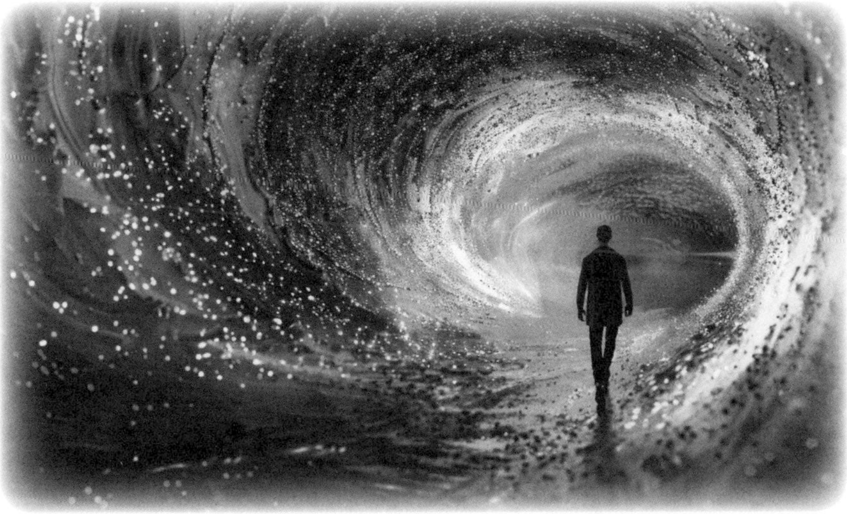

Wichtige Erkenntnisse und Erfahrungen

Zunächst möchte ich klarstellen, dass das, worüber ich hier schreibe, kein Dogma ist, an das man glauben muss. Wenn Ihnen diese Idee einleuchtet, sollten Sie versuchen, sie in Ihrem Herzen zu bewahren. Ob Sie daran glauben oder nicht, spielt zunächst keine Rolle. Betrachten Sie Krankheit und Heilung im Licht dessen, was Sie hier lesen, und halten Sie Ihr eigenes Urteil zurück. Wenn diese Ideen wahr sind, werden sie im Laufe der Zeit zu einer inneren Gewissheit werden. Wenn nicht, werden sie allmählich schwinden. Sehen Sie darin ein einfaches aber bedeutsames Verfahren zur Erforschung von Bereichen, in denen nichts gewogen, gemessen und bewiesen werden kann. Wahrheit zwingt uns zu nichts. Sie lässt uns stets die Freiheit, sie anzunehmen oder zu verwerfen.

Zunächst einmal sollten wir begreifen, dass wir alle die Macht besitzen, einen Wunsch zu äußern und kraft unseres Willens dafür zu sorgen, dass er sich erfüllt. Wir können Ideen sozusagen vom Himmel holen und sagen:

»Oh, wie schön, damit erkläre ich das Leben.« Das ist nicht gerade wissenschaftlich, und die so entstandene Begeisterung kann nur allzu leicht vom gefühllosen Verstand gedämpft werden. Daher muss eine intuitiv entstandene Idee durch Erfahrung erhärtet werden, und wenn dies öfter geschieht, kann es zur Entwicklung von höheren Wahrnehmungsfähigkeiten führen.

Alle spirituellen Ideen sind auf rätselhafte Weise lebendig. Leben ist Geist, und in jedem Lebewesen sehen wir den Ausdruck des Geistes. Wenn wir jedoch versuchen, dem Geist eines Lebewesens auf die Spur zu kommen, indem wir es sezieren, werden wir kein Glück haben.

Wir haben lange Zeit sehr viel in die Entwicklung des Intellekts investiert und waren überzeugt, die physische Welt mit Hilfe der Naturwissenschaft beherrschen zu müssen. Ein Resultat dieser Entwicklung ist unser Gesundheitswesen, das mittlerweile längst nicht mehr alle bezahlen können. Geistiges Heilen kostet wenig, hat keine Nebenwirkungen und kann prinzipiell von jedem erlernt werden, weil jeder Einzelne den schöpferischen Geist Gottes in sich hat, und für Gott ist alles möglich.

In der Bibel steht an mehreren Stellen, dass wir Kinder Gottes sind und Gott gleich sein werden. Kinder sind lernende Wesen, die in die Welt der Schöpfung hineinwachsen und dabei immer ein Teil der Schöpfung sind und bleiben. In jedem von uns – so klein er sich auch fühlen mag – schlägt der Puls der Vollkommenheit. Wenn wir sagen, dass »die Menschheit die Spitze der Evolution auf der Erde« ist, dann heißt das, dass jeder von uns »Spitze« ist. Unser Bewusstsein ist mit dem allumfassenden Bewusstsein der Schöpfung verbunden. Leider nutzen wir diese Anbindung an das höhere Bewusstsein zu wenig und vertrauen lieber auf unsere äußere Wahrnehmung und unser Denken, das immer von unserer Umwelt und unseren Erlebnissen geprägt wird. Wie aber finden wir Zugang zum höheren Bewusstsein, wenn unser Denken und unser Intellekt das nicht zulässt und wir vielleicht auch noch einen Glauben haben, der uns verbietet, dieses oder jenes anzunehmen? Solche Hindernisse können nur durch überzeugende Erlebnisse überwunden werden. Ein Schweizer Arzt, in dessen Praxis ich schon öfter behandelt habe, drückt es so aus: »Wenn mir jemand sagt, dass Autos fliegen können, glaube ich es nicht, aber wenn ich Autos fliegen sehe, dann glaube ich es.«

In einer Fachzeitschrift las ich einen Bericht über einen Neurologenkongress, auf dem gesagt wurde, dass unser Tagesbewusstsein samt Intellekt nur der fünf bis sechs millionste Teil unseres Gesamtbewusstseins ist. In dem riesigen Meer des Unbewussten ist unser Tagesbewusstsein also lediglich ein kleiner Tropfen. Indem wir in das Unbewusste eintauchen, machen wir uns auf die Suche nach unserer wahren Existenz. Der Begriff »eintauchen« ist in diesem Zusammenhang durchaus angemessen, denn unser Körper ist unter Wasser entstanden, im Fruchtwasser des Mutterleibs. Der Körper, den Sie Ihr Eigen nennen, ist nicht von Ihnen erschaffen worden; Sie haben ihn beseelt.

Ihr Körper ist in einem biologischen Entwicklungsprozess entstanden, und Sie haben ihn zu einem bestimmten Zeitpunkt übernommen, spätestens zum Zeitpunkt der Abnabelung. Der große Teil Ihres Gesamtbewusstseins, der Ihnen nicht bewusst ist, hat dabei die Aufgabe übernommen, diesen kleinen hilfsbedürftigen Körper zu erhalten und heranwachsen zu lassen. Sie haben ein Wunderwerk der Schöpfung übernommen, und Ihr erfahrenes Geist-Seele-Bewusstsein war bis zum jetzigen Zeitpunkt in der Lage, die materielle Struktur Ihres Körpers zu erhalten. Was das bedeutet, werde ich Ihnen nun mit ein paar Zahlen zu erläutern versuchen.

Der menschliche Körper besitzt göttliche Schöpferkraft

Ihr Körper mit den Organen, den Muskeln und der Haut besteht aus ungefähr sechzig Billionen Zellen. Das sind so viele, wie es Tiere ab der Größe einer Maus auf der ganzen Welt gibt. Diese sechzig Billionen Zellen müssen gepflegt, ernährt und in bestimmten Zeitabständen erneuert werden, denn ihre jeweilige Lebensdauer ist begrenzt. In jeder Sekunde werden Millionen von Zellen erneuert, und diese Zellregeneration läuft unbewusst ab. Wenn dieser Regulierungsprozess aus irgendwelchen Gründen ins Stocken geraten ist, kann ein Heiler, der informativen Zugang zur Zellregeneration gefunden hat, ihn wieder aktivieren und nötigenfalls weit über das normale Maß hinaus steigern. Die Zellregeneration, die ein gesunder Körper selbst erwirkt, ist aber nur ein Teil dessen, was er unbewusst leistet.

Die Körperzellen müssen ständig mit Nährstoffen versorgt und von Abfallstoffen gereinigt werden, damit alle Stoffwechselprozesse störungsfrei ablaufen können. Was das bedeutet, möchte ich wieder anhand einiger Zahlen verdeutlichen: Es gibt etwa tausend unterschiedliche chemische Verbindungen, von denen in jeder Zelle etwa zehntausend pro Sekunde ablaufen, und das bei ungefähr sechzig Billionen Zellen. Nobelpreisträger haben herausgefunden, dass diese chemischen Prozesse in der Zelle von außerhalb des biologischen Milieus gesteuert werden, nämlich von Ihrem Unbewussten.

Hinzu kommt: Ihr Körper hat ein Immunsystem, das aus so vielen winzigen Teilen besteht, wie es Fische in den Weltmeeren gibt: T-Helferzellen, Makrophagen, Leukozyten und so weiter. Das Bewusstsein Ihres Immunsystems übertrifft Ihr Tagesbewusstsein an Unterscheidungskraft um ein Vielfaches. Untersuchungen haben ergeben, dass ein Mensch bis zu eintausend andere Menschen auseinanderhalten kann, ohne dass Verwechslungen auftreten. Das ist schon eine ganze Menge, aber ein kraftvolles Immunsystem ist in der Lage, bis zu sechs Millionen Keime und Stoffe voneinander zu unterscheiden. »Ihr Körper (Ihr Unbewusstes) ist klüger, als Sie denken«, sagt ein finnisches Sprichwort.

All das hat nichts mit den Denkprozessen in Ihrem Gehirn zu tun, sondern vielmehr mit der göttlichen Kraft, die Sie »verkörpern«. Es ist diese Kraft, die alles erwirkt, und zwar im ganzen Organismus einschließlich des Nervensystems und des Gehirns. Auch Menschen, die sich im Koma befinden, unterliegen weiter der Zellregeneration und haben weiterhin ein wirkendes Immunsystem. Aus der Sicht des Heilers betrachtet ergibt sich daraus folgendes Bild: Wir bestehen aus Körper, Seele und Geist. Jede dieser drei Ebenen hat ihr eigenes Bewusstsein, aber sie bedingen sich gegenseitig, wobei dieses Zusammenspiel bei Heilungen besonders wichtig ist.

- Der *Körper* ist uns bewusst und steuert das willkürliche Nervensystem und das Denken.
- Die *Seele* ist uns unbewusst und steuert alle unbewussten Prozesse, das autonome Nervensystem, die Zellregeneration, die Darmflora und viele mehr.
- Der *Geist* ist überbewusst und steuert die Heilung, die Körperbildekräfte und den energetischen Schaltplan aus einer Erinnerung, wie der Körper sein sollte.

Ein erfahrener Heiler kann Störungen in diesen drei Systemen aufspüren und mit Hilfe der entsprechenden Energieübertragung beheben. Die meisten Geistheiler sind in der Lage, gezielt Heilinformationen zu übertragen, die das Immunsystem oder die Zellregeneration stärken. Aber manchmal ist das nicht genug.

Schauen wir uns die beiden vorher beschriebenen Fälle noch einmal an: Beide Frauen hatten Leberkrebs im Endstadium und waren von der Schulmedizin aufgegeben worden. In beiden Fällen wäre eine Stärkung des Immunsystems erfolglos geblieben (körperliche Ebene). Selbst die Optimierung der Zellregeneration (seelische Ebene) wäre ein fragwürdiges Unterfangen gewesen. Hier konnte nur noch das Geistige oder Überbewusste helfen. Jimmy Gonzáles betete für die Kranke und erwirkte damit einen Aufschub. Der Körper wurde durch Geisteschirurgie geöffnet, gereinigt und danach wieder geschlossen. Dies geschah mit dem geistigen Potenzial der Klientin und ihren Körperbildekräften, die mit den göttlichen oder schöpferischen Kräften zusammenwirkten.

Der Heiler war dabei nur Vermittler.

In meinem Fall bat ich ebenfalls um Heilung, bekam aber nur einen Aufschub und den etwas unbefriedigenden Hinweis: »Sie muss selbst erkennen, warum sie Krebs hat und was sie in ihrem Leben verändern muss.« In beiden Fällen gab es eine Chance, gesund zu werden. Sie wurde aber nur in einem Fall erkannt und genutzt.

Beides waren *Heilungen auf Bewährung*.

Im ersten Fall setzte die Heilung auf Bewährung sofort ein, und die Frau blühte auf. Im zweiten Fall wurde der Verlauf der Krankheit zunächst gestoppt, und erst als die Klientin ihre Bewährungsfrist erfolgreich absolviert hatte, konnte die eigentliche Heilung erfolgen. Einen Unterschied gab es auch in der Art der Behandlung. In meinem

Fall wurde der Tumor mit starker Wärmeentwicklung entmaterialisiert und gleichzeitig neues Gewebe gebildet, womit die volle Leistungsfähigkeit des Organs wiederhergestellt war. In Jimmys Fall wurde die Bauchdecke zum Teil entmaterialisiert und das kranke Gewebe in großen Mengen aus dem Körper befreit.

Der Verursacher der Krankheit will erkannt werden

Eine Frage bleibt jedoch bestehen, nämlich: Wie geschieht so eine Heilung? Für unseren Verstand und für das wissenschaftliche Denken ist das mehr als eine Herausforderung. Oder haben sich unsere Wissens- und Glaubenssysteme nur einseitig entwickelt? Wenn ja, muss es noch eine andere Realität geben, deren Gesetze wir bisher nicht kennen oder aus Angst vor dem Neuen nicht wahrhaben wollen. Eines scheint mir jedenfalls sicher zu sein: Wissenschaft schafft Wissen und weiter nichts. Nach dem Sinn des Lebens fragt sie nicht, denn würde sie das tun, müsste sie sich selbst in Frage stellen. Ich suchte nach diesem anderen Weltbild, und aufgrund meiner langjährigen Erfahrung kann ich heute behaupten, es gefunden zu haben. Mir wurde klar, dass es noch eine andere Realität gibt. Diese Realität übertrifft alles, was wir im Moment für wahr und richtig halten, buchstäblich um Dimensionen. Mit den fünf körperlichen

Sinnen leben wir in unserer Wirklichkeit, aber ein Teil von uns ist mit der Quelle allen Seins verbunden, die wir *Gott* nennen. Dieser Verbundenheit können wir nicht entfliehen. Wenn wir den Sinn unseres Lebens nicht oder noch nicht kennen, wäre es das Beste, Freundschaft mit Gott zu schließen. In der Beziehung zu Gott kann das wachsen und gedeihen, was uns zum Sinn unseres Lebens führt.

Bei allen Heilungen, die ich erlebte, ging es um das gleiche Thema: *Der Verursacher der Krankheit will erkannt werden.* In weniger schweren Fällen kommen falsche Ernährung, Erdstrahlen oder die Einstellung zur Umwelt und zum Leben als Verursacher in Frage. Aber schon, wenn man einen Schritt tiefer geht, wird es schwieriger, den Verursacher zu erkennen, dann nämlich, wenn zwischenmenschliche Probleme die Seele belasten und psychosomatische Erkrankungen auslösen. Noch schwieriger wird es, wenn der Klient den Sinn seines Lebens verfehlt oder nicht erkennt und auch nach falschen Glaubenssätzen handelt. Dann werden die Mittel und Methoden der Medizin und der Psychologie allein nicht ausreichen, um den Verursacher seiner Krankheit zu erkennen. Eine segensreiche Hilfe für den Klienten ist dann gegeben, wenn Heiler mit Ärzten und Psychologen zusammenarbeiten – wie es in England seit mehr als siebzig Jahren geschieht. Meine Erfahrung als Heiler hat mich gelehrt, dass sich Disharmonien, die letztlich zu körperlichen Krankheiten führen, in drei Stufen entwickeln. Sie wandern von der geistigen über die seelische auf die körperliche Ebene. Daraus folgt:

1. Wir haben die Möglichkeit, jede Krankheit im Geist aufzulösen. Wenn wir die Lösung, die zur Heilung führt, nicht in den Bereichen unseres Gesamtbewusstseins finden, bekommen wir Heiler zarte Hinweise von den höchsten Ebenen, mit denen unsere Seele verbunden ist. Das können Inspiration oder Intuition sein, wegweisende Träume oder Weisungen von wissenden oder erfahrenen Menschen. Gelingt es unserem Bewusstsein trotz dieser Hinweise nicht, den Weg in die Erlösung zu finden, wird die Lernaufgabe auf die zweite Ebene verschoben.
2. Auf der zweiten Ebene werden die Umwelt und andere Menschen zum Spiegel unseres Selbst. Hier wird uns mit mehr Transparenz gezeigt, in welche Richtung sich unser Bewusstsein entwickeln soll. Wenn wir unsere Aufgabe erkennen, verändern wir unsere innere Wertigkeit und finden Lösungen im Konflikt mit der Umwelt und anderen Menschen. Dann bleiben wir vital und weitgehend frei von Krankheiten. Leben wir hingegen weiterhin in Schuldzuweisungen und sehen alle Probleme nur bei anderen und nicht bei uns selbst, wird der Lernprozess auf die körperliche Ebene verschoben.
3. Wir sind nicht unser Körper, sondern wir *haben* einen Körper, der von unserem Bewusstsein, von Geist und

Seele belebt wird. Dieser Körper, ein Wunderwerk der göttlichen Schöpfung, wurde uns auf biologischem Weg durch unsere Eltern gegeben, damit wir das Leben in der physischen Welt erfahren können. In diesem Körper zeichnen sich auch all unsere Unzulänglichkeiten ab. Durch ihn, mit ihm und über ihn lernen wir auf eine ganz persönliche Art und Weise. Dieser Aufgabe können wir uns nicht entziehen. Wir stecken im wahrsten Sinne mittendrin.

Grundsätzlich besteht immer die Möglichkeit, jede körperliche Krankheit zu transformieren. Je weiter außerhalb unseres Körpers, also je weiter in unserem Bewusstsein wir nach der Lösung suchen, desto schneller und schmerzloser ist die Genesung. Auch wenn der Körper durch falsche Ernährung oder andere Umwelteinflüsse leidet, ist dies ein Fehlverhalten unseres Bewusstseins. Jede Krankheit ist ein Hilfeschrei der Seele und ein Zeichen dafür, dass der betreffende Mensch mit den Bedingungen, unter denen er lebt, nicht mehr klar kommt. Wir könnten auch sagen, dass jede Krankheit letztlich Unwissenheit ist, aber das erweckt den Anschein, als habe Krankheit etwas mit Not, Schicksal oder schlechtem Karma zu tun. Zu Beginn meiner Heilertätigkeit war ich auch dieser Ansicht, aber mit zunehmender Erfahrung und einem allmählich immer weiter werdenden medialen Horizont veränderte sich meine Meinung. Heute weiß ich: Wir werden nicht für unsere Sünden bestraft, sondern durch unsere Sünden, ob wir sie nun Unwissenheit oder Unvollkommenheit nennen.

Was in der siebzigjährigen Geschichte der englischen Heiler über Heilungen aufgezeichnet wurde, zeigt deutlich: Es gibt keine unheilbare Krankheit; es gibt nur unheilvolle Menschen. Wenn ein Mensch sein Fehlverhalten, seine schlechten Gedanken und seine falschen Glaubenssätze erkennt und in der richtigen Weise verändert, sind Wunderheilungen durchaus möglich – auch ohne Geistheiler. Jeder Mensch ist hier auf der Erde ein Lernender, und wir alle brauchen Lehrer und Heiler. Unser Körper ist ein guter Lehrer und unsere Umwelt ebenfalls. Wenn wir uns in der Not, bei Krankheit, ja selbst angesichts eines Missgeschicks fragen, warum uns dies gerade jetzt passiert, kann so manche Erkenntnis aufsteigen und eine Eskalation verhindern.

Als Lernende sind wir aber immer auch Unwissende, und solange wir nicht wissen, was richtig oder falsch ist, brauchen wir wissende und erfahrene Menschen, die uns den Weg zeigen und bei unseren Aufgaben helfen.

Es stimmt mich immer traurig, wenn ich einen Kranken auf den Verursacher seiner Krankheit hinweise, er ihn aber nicht wahrhaben will und nichts ändert. Ich hatte Klienten, die sich nach der Behandlung wohl fühlten, aber keinerlei Anstalten machten, die notwendigen Veränderungen in die Wege zu leiten. Stattdessen kamen sie wieder, baten erneut um Hilfe, und manche sagten sogar: »Mal sehen, wie lange Ihre Heilung diesmal anhält.«

Dass solche Menschen krank bleiben müssen, ist sicher klar, denn: *Wer nicht hören und nicht lernen will, muss fühlen.* Einer meiner besten Schüler sagte einmal: »Wer chronisch krank ist, ist dumm oder arm an Erkenntnis.« Weil ich das so nicht stehen lassen konnte, suchte ich nach einem anderen Warum.

Gesundheit kann man nicht kaufen

Wir sind heute schulmedizinisch und psychotherapeutisch bestens versorgt, aber der Krankenstand hat sich nicht verbessert. Es muss also etwas geben, was die meisten Menschen davon abhält, die Errungenschaften der modernen Heilkunde wirklich anzunehmen. Oft wird gesagt, die moderne Medizin sei seelenlos, aber das kann nicht der einzige Grund sein. Ich hatte Klienten, die nur der Naturheilkunde vertrauten und trotzdem chronisch krank waren. Ich glaube, dass unser Konsumverhalten ein entscheidender Faktor ist. Wir sind so daran gewöhnt, alles kaufen zu können, was wir brauchen, dass wir glauben, auch Gesundheit sei käuflich. Wir gehen zum Arzt, zum Psychologen oder zum Heiler und bezahlen für die Behandlung. Auch wenn wir sie über die Krankenkasse abrechnen lassen, haben wir dafür bezahlt. Heilung wird zur Ware. »Heile mich«, lautet die Forderung. Wir glauben immer noch, dass die Medizin, die Psychologie oder was auch immer uns heilen kann, ohne dass wir selbst etwas dazu beitragen müssen. Wir brauchen nur das richtige Heilmittel und den richtigen Therapeuten, und schon sind wir wieder gesund.

Wenn du es schon immer so gemacht hast und es nicht geholfen hat, ist es garantiert falsch! Das ist einer unserer Lehrsätze in Arbeitsgruppen und Seminaren. Wir suchen immer nach dem Verursacher der Krankheit, denn ihn gilt es aufzulösen. Dabei ist es wichtig, die Ebene zu finden, auf der sich das Problemhafte abspielt, die Unwissenheit, das Unvollkommene.

In einigen Fällen erkannte ich, dass der betreffende Mensch gar nicht verstand, worum es ging. Seine Fähigkeiten reichten nicht aus, um die notwendige Veränderung in sich selbst und in seiner Umwelt vorzunehmen. Verständlich wäre dies bei Kindern mit fehlender Lebenserfahrung oder bei alten Menschen, die keine Lust mehr haben zu leben. Aber Menschen, die weder Kinder noch Greise sind und dennoch nichts verändern wollen, werden durch ihre starre Haltung unheilbar. Sie können so, wie sie sind und sich verhalten, nichts zu ihrer eigenen Heilung beitragen. Meistens ist dann ein langer Leidensweg vorprogrammiert. Die beste Möglichkeit, einen Menschen von diesem Leidensweg abzubringen, ist die Fürbitte. Wie sie wirkt, haben wir in den beiden vorher geschilderten Fällen bereits gesehen.

Schauen wir uns noch einen solchen Fall an.

Die Macht der Fürbitte

Am Abend nach einem Seminartag in Österreich hatte ich wieder einige Klienten bestellt, unter anderem eine Frau Anfang dreißig, die ihren Mann und ihre Kinder mitbrachte. Sie bat um Heilung, weil sie seit zwei Jahren am ganzen Körper Schmerzen hatte und kein Arzt oder Therapeut ihr helfen konnte. Es war, wie sie sagte, keine Krankheit diagnostiziert worden, und was sie zusätzlich belastete, war die Tatsache, dass man sie schon für einen Hypochonder oder eine eingebildete Kranke hielt. Auf meine Frage, wo sie zu Zeit die stärksten Schmerzen habe, sagte sie: »In der rechten Schulter.« Rechte Schulter, dachte ich, ist typisch, wenn die Leistung, die erbracht werden sollte, zu groß ist. Das Leben ist also eine Last für diese Frau. Aus Erfahrung wusste ich, dass hier mit heilenden Händen eine sofortige Linderung möglich war, und dann würden wir weitersehen. Nachdem ich der Klientin etwa zehn Minuten lang die Hände aufgelegt hatte, fragte ich sie nach ihren Schmerzen. Zu meinem Erstaunen antwortete sie, es habe sich nichts verändert.

»Nun, dann gehe ich in die Meridiane hinein«, war meine Antwort. Ich testete und behandelte verschiedene Meridiane, weil ich aus Erfahrung wusste, dass danach etwa fünfzig Prozent der Schmerzen weg sein mussten. Aber nicht bei dieser Klientin. Der Schmerz war noch voll da. Nun testete ich die Chakren- und Kundalini-Energie, um anschließend die Defizite auszugleichen. Jetzt, so dachte ich, wird die hohe seelische Energie wirksam werden. Doch alles blieb beim Alten. Der Schmerz war immer noch da. Mittlerweile war etwa eine Stunde vergangen, und ich wollte gerade sagen, dass ich nach acht Stunden Seminar- und Heiltätigkeit wohl keine Kraft mehr hatte. Ich wusste aber, dass das nicht stimmte, weil ich normalerweise keinen Leistungsabfall habe, wenn ich heilend tätig bin. Es ist ja nicht meine Energie, die zur Heilung eingesetzt wird; es heilt durch mich. Ich gab also nicht auf, sondern ging in Meditation und suchte Kontakt zu meinem geistigen Führer. Auf meine Frage, warum hier keine Regulierung stattfand, bekam ich zur Antwort:

»Warum bemühst du dich so lange, du hättest doch schon bei der ersten Behandlung merken müssen, dass hier etwas Besonderes vorliegt.«

»Und was liegt hier vor?«, fragte ich.

»Wir machen die Schmerzen, denn sie will sich das Leben nehmen, und das lassen wir nicht zu.«

»Aber ich möchte ihr helfen, was kann ich tun?«, fragte ich hartnäckig weiter.

»Sie soll all ihre Absichten heute Abend vor ihrem Mann und ihren Kindern offenlegen, denn niemand weiß bisher davon. Morgen Vormittag soll sie dann in deinen Kurs kommen und vor allen Teilnehmern ihre Suizidabsichten erklären. Danach wirst du den Teilnehmern erzählen, was du von mir gehört hast, und ihr werdet für sie beten.«

Ich kam aus der Tiefenentspannung und sagte ihr ganz direkt: »Ich darf Sie nicht heilen, denn Sie wollen sich das Leben nehmen.«

Da fing sie an zu weinen, und im nächsten Augenblick weinten alle Anwesenden, vor allem ihre beiden Töchter und ihr Mann. Die Kursteilnehmer, die bei dieser Sitzung anwesend waren, weil die Heilungssuchende es ihnen gestattet hatte, schauten mich mit großen Augen an. Es dauerte eine Weile, bis ich alle beruhigt hatte. Anschließend erklärte ich der Klientin, wie sie sich weiter verhalten sollte.

Am nächsten Vormittag – ich hatte sie um 10.00 Uhr in das Seminar bestellt – war ich voll gespannter Erwartung. Würde sie kommen, und vor allem, wie war die Aussprache mit ihrer Familie gewesen? Pünktlich um 10.00 Uhr betrat sie den Seminarraum und erzählte ihre Geschichte. Die Aussprache mit ihrer Familie war gut verlaufen, also konnte ich mit den Teilnehmern die Botschaft meines Geistführers vortragen. Danach besprachen wir, welchen Wortlaut unsere Fürbitte haben sollte.

In erstaunlich kurzer Zeit hatten wir die richtigen Worte gefunden und aufgeschrieben. Ich bat die Klientin, sich in die Mitte des Raumes zu setzen, und alle achtundzwanzig Teilnehmer saßen im Kreis um sie herum. Ich leitete die Heilmeditation ein und begann, unser Gebet zu sprechen. Es herrschte eine feierliche Stimmung. Einige Teilnehmer sagten anschließend, sie hätten tiefes Mitgefühl empfunden; andere sprachen von Lichterscheinungen. Es war für alle Anwesenden ein einzigartiges inneres Erlebnis. Am Ende der Meditation schauten wir wie gebannt in die Mitte des Kreises. Unsere Schmerzklientin saß ganz ruhig da, und Tränen quollen unter ihren geschlossenen Augenlidern hervor. Anschließend begann sie sich zu bewegen, erst die Arme, dann die Beine. Letztlich öffnete sie die Augen, strahlte in die Runde und fing an zu lachen. Ihr Lachen steckte uns alle an, und plötzlich herrschte große Freude im Kreis. Ihre Schmerzen waren wie weggeblasen.

In den folgenden Wochen habe ich mich mehrmals nach ihrem Befinden erkundigt. Sie hat seit diesem Tag nie mehr Schmerzen gehabt. Vier Jahre später zeigte mir eine damalige Kursteilnehmerin einen Zeitungsartikel mit einem Bild unserer Schmerzklientin. Jetzt erst erfuhr ich, dass sie einen Bauernhof hatte. In diesem Artikel wurde sie lobend erwähnt, weil sie ihren Betrieb in den letzten vier Jahren auf einzigartige Weise zum Bio-Bauernhof umgestellt hatte. Ihre Art der Umstellung auf biologische Landwirtschaft war in vielen Punkten so neu, dass sie von der Landwirtschaftskammer eine Auszeichnung bekommen hatte und *ihre* Methode nun an andere Landwirte weitergab, damit auch diese eine sichere und gleichzeitig schnelle Umstellung vornehmen konnten.

Dieser Fall wirft ein Licht auf die wahren Hintergründe einer Heilung. Es geht nicht nur um die Beseitigung von Schmerzen, auch wenn das allein natürlich schon ein guter und notwendiger Grund für eine Behandlung wäre, es geht um viel mehr. Dieser Frau war der Lebenssinn abhanden gekommen. Sie konnte ihre Aufgabe nicht finden und wollte sich aus einer für sie unerfüllten Welt zurückziehen. Es war aber anders geplant. Ihre Lebensaufgabe wartete auf sie. Sie sollte Lehrer und Naturheiler im wahrsten Sinne des Wortes werden. Diese Aufgabe konnte sie schließlich erkennen, weil es in unserer Fürbitte darum gegangen war, dass sie ihren Lebensplan finden möge. Unmittelbar nach der Heilung wusste sie noch nichts von ihrer Aufgabe, da hatte sie nur tiefe Dankbarkeit und Freude über das Verschwinden ihrer Schmerzen verspürt. Es dauerte einige Wochen, bis Dankbarkeit und Freude jenen inneren Prozess in Gang setzten, der sie zu ihrer Lebensaufgabe hinführte. Jahre später sagte sie mir: »Immer wenn sich mein Denken und Handeln von der Naturzuwendung abwenden wollte, hatte ich das Gefühl, die Schmerzen kommen wieder, ohne dass ich körperliche Schmerzen gehabt hätte.«

Vorsagen führt nicht zur Weisheit

Bewusstwerdung, Selbsterkenntnis und Selbstverwirklichung. Das sind große Worte, die immer wieder gerne in den Mund genommen werden. Aber wer kennt schon seinen Weg? Also gehen wir zum Astrologen oder zur Kartenlegerin, lassen uns hier und dort etwas channeln oder weissagen, und wenn wir Glück haben, kommt etwas Gutes dabei heraus. Auch ich glaubte zu Beginn meines spirituellen Weges, jemand müsse mir nur sagen, mach das so oder so, und dann liefe alles von allein. Ich habe sogar wirklich ein paar brauchbare Tipps bekommen, aber ich musste einen langen Weg gehen, bis ich erkannte, dass Vorsagen nicht zur Weisheit führt. Weisheit ist nichts anderes als gelebtes Wissen. Daher kann sie nur jeder für sich allein finden.

Wenn Sie all dies lesen, fragen Sie sich vielleicht, wie es möglich ist, Kontakt zum höheren Bewusstsein zu bekommen, denn ohne Durchsagen aus der Geistigen Welt wären die Heilungen ja wohl nicht möglich gewesen. Das fragte ich mich am Anfang auch, zumal ich viele mit Botschaften verbundene Heilungen erlebt hatte. Systematisch fing ich an, mich für alles zu interessieren, was mit Heilung und Jenseitskontakten zu tun hatte. Dabei stieß ich auf interessante Informationen und tiefes spirituelles Wissen, fand aber keinen für mich gangbaren Weg. Einige Jahre vergingen. Mittlerweile hatte ich so viel über Heilungen gehört, gelesen und vor allem gesehen, dass ich Vorträge darüber halten konnte. Aber verständlich erklären, was genau dabei vor sich geht, konnte ich immer noch nicht. Um geistig heilen und Jenseitsbotschaften empfangen zu können, braucht man

Medialität, und die hat man eben oder man hat sie nicht, dachte ich. Allerdings beschäftigte mich dieses Thema so stark, dass ich nicht davon ablassen konnte. Meine Suche ging also weiter. Nebenbei beschäftigte ich mich intensiv mit Homöopathie und Akupunktur. Dabei stieß ich auf etwas, das ich nicht erwartet hatte: Es gibt keine wissenschaftliche Erklärung, wie und wann Akupunktur tatsächlich wirkt. Sie ist keine medizinische Anwendung im Sinne dessen, was wir aus der westlichen Medizin kennen. Und streng genommen behandelt sie nicht einmal den Körper, sondern nur unsichtbare Energiebahnen im Körper. Genauso rätselhaft ist die Wirkungsweise der Homöopathie, besonders der Hochpotenzen. Für mich war das eine ernüchternde Erkenntnis, hieß es doch, dass keiner mir wirklich sagen konnte, wie Heilung geschieht. Es ist eben ein Wunder, und Wunder kann man nicht erklären. Aus. Ende des Weges.

Doch wo die Not am größten ist, ist Gottes Hilfe am nächsten. Bei einem Vortrag über angewandte Elektroakupunktur lernte ich einen älteren Herrn kennen. Sein Name war Hermann Delz, und er beeindruckte mich von Anfang an in jeder Hinsicht. Aus dieser Begegnung entwickelte sich eine mehrjährige Freundschaft, und ich wurde sein Schüler. Damals glaubte ich viel über Astrologie zu wissen, aber wenn ich mit Hermann über dieses Thema sprach, bekam mein Wissen Löcher. Er wusste einfach viel mehr. Sprachen wir über Radiästhesie, nahm er eine Wünschelrute zur Hand und erklärte mir Zusammenhänge, die ich in noch keinem Buch gefunden hatte. Wenn wir über Pflanzen sprachen, erzählte er mir, wie er mit den Pflanzenseelen, den Devas, sprach.

Ich konnte fragen, was ich wollte, immer bekam ich eine verständliche und nachvollziehbare Antwort, und jede mit ihm verbrachte Stunde war ein Erlebnis. Selbstverständlich war Hermann auch ein guter Heiler!

Im Laufe der Zeit erfuhr ich, woher er sein Wissen hatte. Er war 1898 in Deutschland geboren worden, aber seine Eltern hatten ihm ermöglicht, in London zu studieren, an der damals einzigen buddhistischen Universität Europas. Unter seinen Studienfreunden waren so bekannte Persönlichkeiten wie Lama Anagarika Govinda und Paul Brunton gewesen, und wie Lama Govinda war auch Hermann Delz in Tibet zum Lama geweiht worden. Viele Jahre nach der Vertreibung des Dalai Lama aus Tibet war er Repräsentant des Chan-Buddhismus in Deutschland. Damals, als ich ihn kennenlernte, war er schon über fünfundsiebzig Jahre alt und hatte ein kleines spirituelles Zentrum auf Teneriffa gegründet.

In den Gesprächen, die ich mit Hermann über Geistheilung führte, gewann ich zum ersten Mal einen wirklichen Einblick in die Wirkungsweise energetischer und geistiger Heilmethoden. Unter anderem erfuhr ich von ihm, dass ich meinen Weg selbst finden musste. Doch als guter Lehrer zeigte er mir Wege, die mich zu schnelleren Erkenntnissen und Ergebnissen führen sollten.

Ich möchte wissen, um zu helfen!

Mein *Zentrum für Lebenshilfe* auf Teneriffa war schon drei Jahre alt, als ich plötzlich unter unerklärlichen Schmerzen im Unterleib zu leiden begann. Die unterschiedlichsten Diagnosemethoden brachten keinen Verursacher ans Licht. Der Schmerz hätte eigentlich gar nicht da sein dürfen. Eines Tages sprach ich Hermann darauf an, und er sagte: »Du kommst im richtigen Augenblick, bei mir ist gerade ein sehr erfahrener Wünschelrutengänger zu Gast. Lass ihn mal deinen Schlafplatz untersuchen.« Schon am nächsten Tag kam der Mann. Er ging durch alle Räume und sagte schließlich: »Das Haus steht auf einem Sonnenpunkt.« Damit meinte er, dass sich verschiedene Energien in unserem Haus kreuzten, und ein Brennpunkt war mein Schlafzimmer. Bis heute habe ich nicht vergessen, was er dazu sagte: »Die Strahlen sind so stark, die hauen den stärksten Eskimo vom Schlitten.« Wir stellten also das Bett in eine neutrale Zone – und innerhalb einer Woche war ich völlig schmerzfrei.

Das beeindruckte mich so sehr, dass ich das Wünschelrutengehen selbst erlernen wollte. Im Gespräch mit dem Wünschelrutengänger ließ ich mir deshalb die Handhabung und die mentale Einstellung beim Üben erklären und probierte die unterschiedlichsten Wünschelruten aus. Aber nichts tat sich. Die Ruten funktionierten in meinen Händen einfach nicht. Dennoch erwarb ich eine Rute von ihm und übte tagelang. Doch es geschah weiterhin nichts, weder ein Zichen in der Rute noch sonst eine Empfindung. Ich war tief enttäuscht über meine Misserfolge und sprach mit Hermann.

Seine Antwort lautete: »Wenn du etwas wissen willst und nichts und niemand dir helfen kann – du hast Bücher gelesen, hast in deiner Welt alles ›abgeleuchtet‹, aber nichts Brauchbares gefunden –, dann darfst du die Geistige Welt um Hilfe bitten. Du sagst ›Ich möchte wissen, um zu helfen!‹ und wirst eine Antwort bekommen. Aber beachte: Eine Antwort bekommst du nur, wenn du die so gewonnene Erkenntnis aus deinem ganzen Wesen heraus zum Wohle anderer einsetzt. Niemals darfst du darauf spekulieren, dass dir das Wissen, das du auf diese Weise erwirbst, Reichtum bringt oder dass du dich damit profilieren kannst nach dem Motto: Seht mal, ich bin der Größte. Habe immer die Nächstenliebe im Sinn, lade deine Wünsche in der Meditation kraftvoll auf, begründe sie und bedanke dich für das Wissen, das dir geschenkt wird.«

In meiner Meditation am nächsten Morgen trug ich meine Wünsche wie empfohlen vor. Im Geist ging ich mit einer Wünschelrute durch verschiedene Häuser, in denen Menschen lebten, die einen bisher nicht erkannten Krankheitsverursacher hatten, und zeigte ihnen die Zonen, in denen sich Wasseradern und andere Erdstrahlen befanden. Ich übertrug meine eigenen Erlebnisse mit Erdstrahlen in der Vorstellung auf andere Menschen und wünschte mir, ihnen zu helfen. Dann trug ich meinen Wunsch vor: »Ich möchte wissen, wie ich mit einer Wünschelrute umgehen soll, damit ich anderen helfen kann, die aufgrund von Erdstrahlen leiden.« Plötzlich hatte ich eine Vision: Ich stand an einer Werkbank und bastelte mir eine Rute. Und dann sah ich mich damit umhergehen und üben. Die Rute schlug unterschiedlich aus, und ich wusste intuitiv, was das bedeutete.

Nach der Meditation ging ich in meine Werkstatt und bastelte mir eine Rute, wie ich es in meiner Vision gesehen hatte. Anschließend ging ich mit meiner Eigenproduktion durch Haus und Garten – und das Wunder geschah: An allen Stellen, an denen der Wünschelrutengänger Strahlen gefunden hatte, schlug auch meine Rute aus. Hochbeglückt darüber, dass mir die Gabe des Wünschelrutengehens so spontan gegeben worden war, bedankte ich mich in der nächsten Meditation dafür. Gleichzeitig nahm ich mir vor, an Radiästesie-Kursen teilzunehmen. Zwei Jahre später wurde ich in einem Spezialkursus in Österreich Rutenmeister. Das Verblüffende war: Vom ersten Tag nach meiner Vision an hatte ich diese spontanen Reaktionen bei allen Übungen mit den unterschiedlichsten Ruten. Bei aufgespürten Wasseradern konnte ich die Tiefe und Menge des fließenden Wassers angeben. Bei Belastungen durch Elektrosmog konnte ich treffsicher sagen, welche Körperregionen in welchem Maß betroffen waren. Es gab anscheinend keine Grenzen für meine Strahlensensibilität.

Die Formel *Ich möchte wissen, um zu helfen!* hat mein Leben verändert. Immer wenn ich sie nach den genannten Hinweisen einsetzte, bekam ich Antwort. Am Anfang sah ich nur Bilder. Alle Informationen waren farbig und voller Bewegung, aber stumm. Manche Bilder waren äußerst treffsicher, andere hingegen ließen sich kaum deuten. Ich wusste, dass jede Not oder Krankheit einen Verursacher hat, doch diesen ohne jede Erklärung zu finden, stellte mich vor so manches Problem. Oft kam es mir vor, als müsse ich das Schicksal eines Menschen mit Hilfe seiner Fotos beschreiben. Doch mit der Zeit wuchs meine Erfahrung und ich erkannte, dass viele Bilder Symbolcharakter haben, ähnlich wie Traumbilder, und mit wachsender Erkenntnis konnte ich in den folgenden Monaten so manchem Kranken helfen. Aber was ich mit meinen inneren Augen sah, war zu wenig, um die tieferen Hintergründe einer Krankheit aufzudecken.

Und genau das war mir wichtig, denn wenn es nicht möglich ist, den Verursacher einer Not oder Krankheit zu entdecken und aufzulösen, kann das »Not-Wendige« nicht erbracht werden, und der Kranke kommt immer wieder. Ich wünschte mir also einen Dialog mit einem geistigen Helfer, um besser helfen zu können.

Medialität ist erlernbar

Fast zwei Jahre vergingen bis zum nächsten Entwicklungsschritt in Richtung Medialität. Seit Monaten übte ich mich unter Anleitung meines Lehrers im Astralwandern. Besonders bei Fernheilungen, sagte Hermann, sei es von Nutzen, den Kranken astral zu besuchen, um ihm besser helfen zu können. Bei einer Astralreise – ich sage lieber Seelenreise dazu – verlässt ein Teil des Gesamtbewusstseins den Körper. Dieser Teil des Bewusstseins unterliegt dann nicht mehr den Trägheitsgesetzen des physischen Körpers; er ist frei wie ein Gedanke, mit allen fünf Sinnen ausgestattet und kann sich ohne zeitliche Verzögerung an jeden gewünschten Ort begeben. Eine gute Beschreibung dieses Phänomens findet sich in Robert Monroes Buch *Der Mann mit den zwei Leben*. Diese bewusste Loslösung vom Körper stellt eine Herausforderung an unser Tagesbewusstsein und an unseren Verstand dar, aber unter guter Anleitung gelang es mir schließlich, mich in diesen Dimensionen des Gesamtbewusstseins zurechtzufinden.

Am Ende der Lernphase hatte ich dann den lange ersehnten Durchbruch. Seit Tagen meditierte ich nur über eine Frage: »Wie funktionieren Geistheilung, Akupunktur und Homöopathie in Hochpotenz? Das möchte ich wissen, um besser helfen zu können.« Während ich auf andere Fragen sofort Antworten in Bildern und Symbolen bekommen hatte, geschah hier überhaupt nichts.

Nur Gedanken wie »Es gibt keine Antwort« oder »Mein Verständnis reicht nicht aus, um Antworten auf diese Fragen zu erhalten« kamen in mir hoch.

Im astralen Klassenzimmer

Eines Morgens – ich hatte die Hoffnung auf eine Antwort längst aufgegeben – kam es mir plötzlich so vor, als träumte ich. Doch bald erkannte ich, dass dies gar kein Traum war, sondern eine Astralreise. Ehe ich mich versah, befand ich mich zusammen mit etwa zwanzig anderen Teilnehmern auf einer Schulung. Auf dem Podium vor uns stand ein Lehrer, ein Mensch in voller Lebensgröße, den ich deutlich sprechen hörte.

In keiner meiner meditativen Visionen hatte ich bisher ein so klares Bild gesehen und noch nie zuvor darin jemanden sprechen hören. Heute, nachdem ich viele weitere außersinnliche Erfahrungen gemacht und mit vielen anderen Sensitiven gesprochen habe, ist mir bewusst, dass wir viel intensiver aus anderen Dimensionen beeinflusst werden und, wenn es sein muss, auch unterrichtet. Die Tatsache, dass ich mich zusammen mit anderen Menschen in diesem »astralen Klassenzimmer« wiederfand, gibt einen Hinweis darauf, wie die Synchronizität von Ereignissen entsteht und warum beispielsweise mehrere Menschen zur gleichen Zeit dieselben Erkenntnisse gewinnen, dieselben Entdeckungen machen oder dasselbe erfinden. Sie wurden gemeinsam unterrichtet, durch Inspiration oder Intuition.

Und noch ein erstaunliches Phänomen konnte ich beobachten. Alles, was ich an den beiden aufeinander folgenden Tagen von meinem astralen Lehrer hörte, ist mir in Erinnerung geblieben, als hätte ich es auswendig gelernt, mehr noch, als sei es in mich eingebrannt worden. Als Erstes sagte der Lehrer:

»Wir haben euch hier zusammengerufen, weil ihr wissen wollt, wie Heilung durch Homöopathie, Akupunktur und geistige Kräfte funktioniert. Diese Frage können wir euch aber nicht beantworten, weil ihr nicht wisst, was Leben ist. Ihr habt nur ein Teilbewusstsein, ein begrenztes Bewusstsein.

Ich möchte euch dieses begrenzte Bewusstsein erklären. Ihr könnt den Begriff Unendlichkeit nicht denken. Ihr könnt euch nicht vorstellen, dass dieses Universum unendlich ist. Ihr könnt euch vielleicht große Maßeinheiten, Millionen Lichtjahre, vorstellen, aber dass der Kosmos keine Grenzen, kein Ende hat und daher auch keine messbare Größe, ist für euch undenkbar. Genauso geht es euch mit der unendlichen Kleinheit. Ihr könnt euch nicht vorstellen, dass etwas so klein ist, dass es keinen Raum einnimmt und doch existiert. Ihr werdet die kleinsten Bausteine des Universums nicht finden, weil ihr sie nicht denken könnt, obwohl es sie gibt – unendlich klein und doch voller Wirkung.

Ähnlich geht es euch mit dem Begriff Ewigkeit. Ihr könnt nur Millionen und Milliarden von Jahren aneinanderhängen, aber dass etwas immer und ewig ist, könnt ihr euch nicht vorstellen. In eurem christlichen Glauben betet ihr, um das Undenkbare zu beschreiben: von Ewigkeit zu Ewigkeit. Ewigkeit bedeutet aber auch, dass alles schon ewig ist, dass es keinen zeitlichen Anfang hat und kein zeitliches Ende. Für die göttliche Schöpfung habt ihr euch den Urknall ausgedacht. Doch was war davor? Undenkbarkeit.

Euer begrenztes Bewusstsein, euer Teilbewusstsein wird sich verändern, nicht spontan, aber mit der Zeit, um einen Begriff aus eurer Vorstellungswelt zu benutzen. Ihr wart schon immer und werdet immer sein.

Ihr seid für die Ewigkeit geschaffen – unvorstellbar, aber es ist so. Eines Tages wird euer Bewusstsein frei von allen Begrenzungen durch Raum und Zeit sein.

Doch nun zurück zu euren Fragen. Wir sagten euch bereits: Weil ihr nicht wisst, was Leben ist, können wir nur begrenzt antworten. Wir möchten euch ein Modell vorstellen, das eurem Bewusstsein angepasst ist und das ihr denken könnt. Später, nachdem wir euren Standpunkt im Leben erklärt haben, werden wir eure Fragen beantworten.«

Nun wurde der Vortrag mit Lichtbildern verdeutlicht, die farbig und zum Teil dreidimensional waren. Ich kann mich nicht erinnern, wie lange das alles dauerte, aber ich spürte deutlich, dass meine ganze Aufmerksamkeit auf den Vortrag konzentriert war und dass keine einzige der vielen Erklärungen verloren ging.

»Bitte stellt euch vor, dass das, was ihr Gott, Schöpfer, Weltengeist, kosmisches Bewusstsein nennt, die *unendlich schnelle Schwingung* ist. Das höchste Bewusstsein, das ihr Gott nennt, ist die unendlich schnelle Schwingung. Da ihr den Begriff *unendlich* nur umschreiben könnt, könnt ihr Gott nicht denken. Er ist für euch nur innerlich erfahrbar, wie wir noch erklären werden. Und ihr könnt an Gott glauben.

Doch mit der unendlich schnellen Schwingung seid ihr ständig verbunden, denn sie ist die Grundlage des Lebens und des ganzen Universums. Gott *ist* die unendlich schnelle Schwingung. In der unendlich schnellen Schwingung ist Raum und Zeit nicht mehr vorhanden. Alles ist jetzt. Vergangenheit und Zukunft sind eine Einheit, die *ewige* Gegenwart. Somit ist Gott zu jeder Zeit und an jedem Ort gegenwärtig. In der unendlich schnellen Schwingung gibt es keinen Raum und keine Begrenzung.

Alles ist unendlich groß und zugleich unendlich klein. Es gibt keine Zeit, denn Vergangenheit und Zukunft verlaufen unendlich schnell. Hier ist das ewige Jetzt.«

Es brauchte Jahre, bis sich die volle Wirkung der Erklärungen in meinem Denken, meinen Empfindungen und meinem Handeln zeigen konnte.

So schön diese Ideen auch waren, klebte ich doch an meinen Erfahrungen. Raum und Zeit waren und sind in meiner Welt feste Größen, die nicht einfach aufgehoben werden können. Erst allmählich, besonders nachdem ich noch die folgenden Erklärungen bekommen hatte, fand ich den Weg in diese raum- und zeitlose Ebene und erkannte, dass sie jederzeit zugänglich und nutzbar ist – für uns Menschen und für alle Dimensionen.

Mein astraler Lehrmeister fuhr fort:

»Aus dieser unendlich schnellen Schwingung des Alleinigen werden Informationen – ihr könnt sie auch Gedanken Gottes nennen – nach universellen Gesetzen in wahrnehmbare, erfassbare Schwingungen transformiert. Nach eurem Weltbild, in dem ihr zwischen Körper, Seele und Geist unterscheidet, ist das die Ebene des Geistes. Am tiefsten Punkt der Transformation des Geistes werden die Schwingungen des physischen Universums erreicht. Hier trifft der kreative Geist (Schöpfungsgedanke) auf den passiven Geist (unbeseelte physische Welt).

An diesem Berührungspunkt setzt die Beseelung ein. Jede Information, die aus dem göttlichen Bewusstsein kommt, wird durch den Geist und das seelische Bewusstsein in das physische Universum übertragen, das von euch als Wirklichkeit empfunden wird. Das Wirken des kreativen Geistes wird durch die Beseelung in die passive Welt getragen. Durch diese Vermittlung wird die endliche Schwingung, wird alles Physische (passiver Geist), in Schwingung versetzt und dadurch sichtbar. Alles in der euch bekannten und noch nicht erkannten Welt ist beseelt. Die Seelen fungieren als Dolmetscher, übersetzen den Schöpfungsgedanken in das Physische und transformieren gleichzeitig alle Informationen und Schwingungen aus dem Physischen ins Geistige zurück. Alle Schwingungen werden in die *unendlich schnelle Schwingung* transformiert. Das Einwirken des Geistes wird durch euer Mitwirken zur Wirklichkeit. Es ist euer Dasein (da im Sein), wobei Sein gleich Geist ist – Gottesbewusstsein, kosmisches Bewusstsein.«

Nach diesen Ausführungen wurde uns das Modell der Transformation als Grafik gezeigt, die ich hier so wiedergebe, wie ich sie wahrgenommen habe. Ich bezeichne sie gerne als *Schwingungsmodell des Lebens.* Es folgte ein bebilderter und kommentierter Vortrag über unsere Ausbildung als Seele. Dabei wurde uns gezeigt und erklärt, wie wir als Individualseelen lernen und im Bewusstsein wachsen.

Wir erfuhren, dass wir vor einer für unser Tagesbewusstsein unermesslich langen Zeit mit dem Auftrag erschaffen wurden, die Schöpfungsgedanken in die Welt der Erscheinungsformen zu tragen. Auf bewegten Bildern konnten wir feine Strahlen erkennen, die aus dem Geist kamen und in allen ihren Bewegungen Informationen noch der kleinsten subatomaren Teilchen enthielten. Wir waren nun Seelen und lernten, diese Informationen in die physische Welt zu bringen und die vielen unterschiedlichen Elementarteilchen der dreidimensionalen Welt in Bewegung und Wirkung zu halten. Und als wir die geistigen Informationen für alle noch so kleinen Teilchen der Materie – dazu gehört auch die Energie – vollkommen beherrschten, folgte der nächste Lernschritt. Wir wurden angewiesen, die Atome, die Elemente der Materie, aus

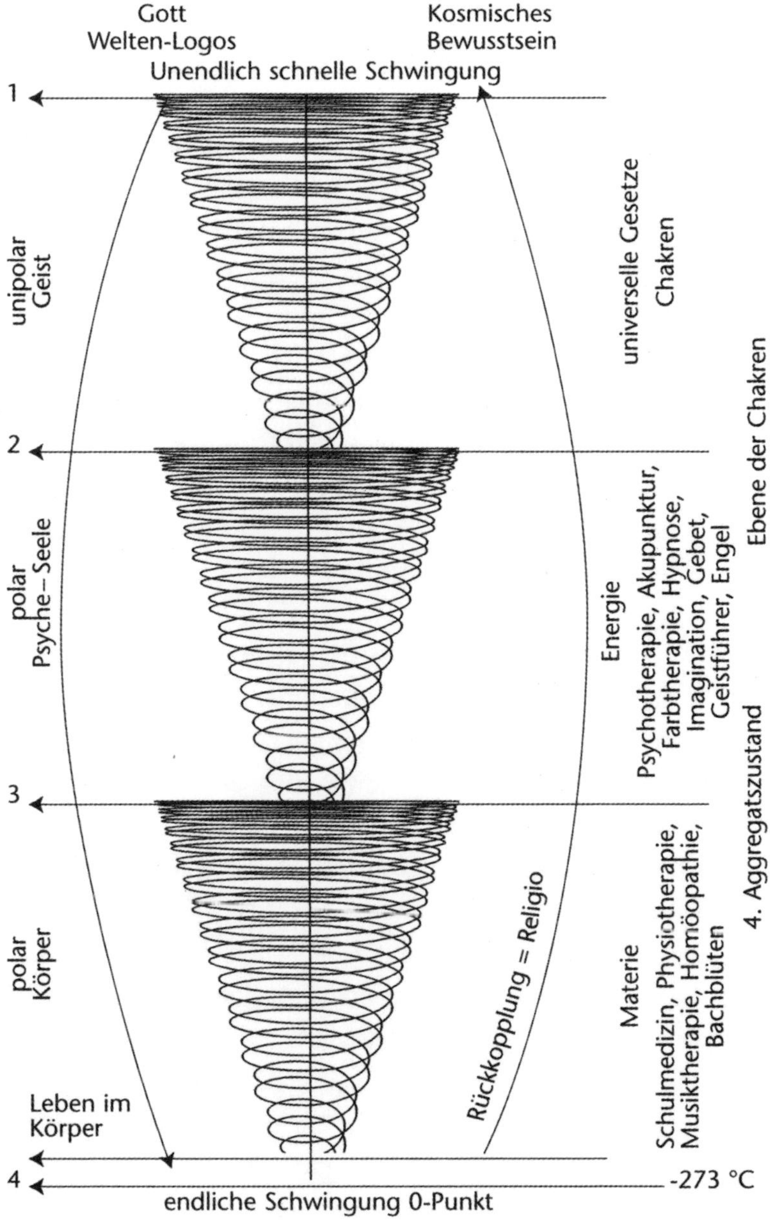

Schwingungsmodell des Lebens

geistigen Informationen zu erschaffen und ihre Gesetzmäßigkeiten zu erlernen. Auf der einen Seite sollten wir die hier herrschenden physikalischen Gesetze nutzen und auf der anderen die jenseitigen, universellen Gesetze des Geistes kraftvoll herüberbringen, um die materielle Welt zu erschaffen und zu erhalten. Dann wurde unser seelisches Bewusstsein durch die Informationsübertragung zum Molekularen hin erweitert.

Sämtliche Erklärungen wurden mit Grafiken illustriert, auf denen die energetischen Prozesse und chemischen Reaktionen als rein energetische Wechselwirkungen zwischen den Atomen und Atomgruppen dargestellt waren. Anschließend wurde uns gesagt:

»Dies ist die seelische Grundausbildung, die in allen Bereichen des Universums zur Vermittlung zwischen Geist und Materie notwendig ist. Ihr, die wir euch hier zusammengerufen haben, seid jedoch Individualseelen und werdet für noch weitere Aufgaben ausgebildet. Ohne eure Grundausbildung zur Beherrschung der Materie wärt ihr nicht in der Lage, euren Körper mit all seinen chemischen Verbindungen zu erhalten. In eurem denkenden Bewusstsein glaubt ihr vielleicht, dass alles nur mit Vererbung und den Genen zu erklären ist, obwohl ihr wisst, dass nach etwa sieben Jahren alle Atome eures Körpers stets wieder gegen neue ausgetauscht sind. Das, was ihr das Unbewusste nennt, ist millionenfach bewusster, als ihr meint. Es ist eure wahre Existenz. Eure seelisch-geistige Dimension ist die wahre

Kraft alles Lebendigen, und die habt ihr euch im wahrsten Sinne selbst erarbeitet. Euer Problem ist, dass ihr eure wahre Größe mit eurem Denken nicht ausloten könnt. In einem gigantischen Gemeinschaftsunternehmen aller Seelen arbeitet ihr daran, diese Bewusstheit zu erlangen, um die wahren schöpferischen Fähigkeiten aller Dimensionen eures Seins zu erkennen.«

Nachdem wir die Gesetzmäßigkeiten der Materie verstehen und beherrschen gelernt hatten, wurden wir mit der Kristallisation vertraut gemacht, der Vorstufe des Lebens. Uns wurde gezeigt, wie wichtig kristalline Substanzen für das Leben sind. Zum einen können Kristalle wachsen, aber vor allem können sie Energien wandeln und Informationen speichern. Als Seele sind wir mit sämtlichen Möglichkeiten, die Kristalle uns bieten, vertraut und können sie für den Erhalt und Aufbau unseres Körpers einsetzen. Anhand von Bildmaterial erfuhren wir etwas über die wichtigsten Fähigkeiten unseres seelischen Bewusstseins im Umgang mit Salzen, Flüssigkeitskristallen und der piezoelektrischen Energiegewinnung. Ohne diese Fähigkeit zur Beherrschung jeglicher kristallinen Möglichkeiten könnte die seelisch-geistige Kraft des Lebens nicht in die Materie getragen werden, in das Körperliche, wurde uns erklärt. Alles, was wir lernen, ist eine Vermittlung zwischen Geist und Materie. Die Informationen, von denen wir nach und nach immer mehr aufnahmen, waren wie Lichtstrahlen, und mit jedem

Entwicklungsschritt, den wir machten, wurden es mehr. Schließlich fühlten wir uns wie in Licht gebadet.

Nachdem die Kristalldokumentation abgeschlossen war, bekamen wir die Aufgabe, die Entwicklung und Vermehrung der kleinsten Lebewesen – der sogenannten Viren – zu steuern. Uns wurde erklärt, dass Viren in der Entwicklung aller zellular aufgebauten Lebewesen eine wichtige Rolle spielen. Ohne Viren keine Evolution. Dem Anschauungsmaterial entnahm ich, dass Viren mit ihrem Lebenscode nicht nur Zellen zur Produktion von Tochter-Viren anregen, sondern auch die DNA der Zellen verändern können. Durch die von Viren aufgepfropfte Information kann eine Zelle mutieren, sich anpassen, neue und andere Stoffwechselprozesse entwickeln und sogar gegen Viren immun werden. Viren, so wurde uns gesagt, sind in der evolutionären Entwicklung aller Mikroorganismen, Einzeller und Lebewesen, die kein Immunsystem haben, absolut notwendig. Wir erfuhren, dass wir einen Großteil unserer Entfaltung zum höheren Bewusstsein auf dieser Ebene verbracht haben.

Und immer wieder bekamen wir den Hinweis:

»Alles, was wir euch zeigen, seid ihr. Ihr seid der steuernde Teil dessen, was wir euch hier zeigen. Ohne Vermittlung des geistigen Schöpfungsgedankens wäre Leben in dieser Form nicht möglich. Es sind eure erlernten Fähigkeiten, die dafür sorgen, dass die göttliche Idee, wie alles sein sollte, in die materielle Form gebracht wird.«

Nachdem wir gelernt hatten, Viren und ganze Arten von Einzellern mit Lebensenergie zu versorgen, wandten wir uns mit unserem Bewusstsein Mehrzellern und anderen niederen Lebensformen zu. Jetzt waren die geistigen Informationen schon sehr komplex, und das steigerte sich weiter bis hin zu Lebewesen mit Organen. Wir wurden darin geschult, sehr unterschiedliche Zellfunktionen der einzelnen Organe zu beleben und alles miteinander zu verschränken. Unser Seelenbewusstsein war jetzt in der Lage, einen ganzen Organismus zu beseelen. Immer komplizierter und vielseitiger, aber auch großartiger, wurden unsere Aufgaben. Unterschiedliche Energiesysteme in höheren Organismen mussten erhalten werden. Enzyme und Hormone wollten beherrscht werden, und unsere evolutionäre Reise ging weiter.

Lebewesen mit Immunsystemen, mit Sinnesorganen und Gehirnen folgten. Heute, so wurde mir gesagt, ist unsere Seele weitgehend fähig, alle Entwicklungsstufen, die wir je durchwandert haben, gleichzeitig in einem menschlichen Körper zu verwirklichen.

»Eure Seele ist inzwischen so fest im Geist verankert, dass euer hoch trainiertes Bewusstsein Billionen von Körperzellen gleichzeitig versorgen kann und ein hocheffektives Enzym-, Hormon- und Immunsystem beherrscht. Ihr könnt jetzt kraft eures Bewusstseins die Zellregeneration steuern und damit Heilung bewirken. Das alles beherrscht ihr so gut, dass ihr es eurem Unbewussten überlassen könnt. Eure

Aufgabe besteht nun darin, euch eurer Entwicklung bewusst zu werden. Die Naturwissenschaften tragen ihren Teil zu dieser Bewusstwerdung bei, aber die Frage, was Leben ist, können sie euch nicht beantworten, und schon gar nicht die Frage nach dem Sinn des Lebens. Mit unserem Schwingungsmodell möchten wir euch helfen, unsere Antworten auf eure Fragen zu verstehen.

Seid euch bewusst, dass ihr viel größer und vollkommener seid, als ihr euch vorstellen könnt. Der Teil, der euch bewusst ist, macht weniger als ein Millionstel eures gesamten Bewusstseins aus, und doch es dieser winzige Teil, der euch Menschen klein, krank und unvollkommen erscheinen lässt. Versucht also, den Teil in euch zu finden, der wahrhaft großartig ist, ja sogar göttlich, denn der seid ihr.«

Jäh erloschen alle Bilder. Ich war wieder im Tagesbewusstsein. Ein paar Minuten lang lag ich wie betäubt da. Erst allmählich konnte ich wieder eigene Gedanken denken. Zunächst wollte ich mir Aufzeichnungen machen, wie ich es nach Träumen gewohnt war, doch dann merkte ich, dass das Erlebte so fest in meiner Erinnerung verankert war, dass ich in Gedanken darin hin und her gehen konnte. Und das sollte bis heute, Jahre später, so bleiben. Den ganzen nächsten Tag beschäftigte ich mich mit diesen Visionen – und plötzlich befand ich mich unversehens auf einer weiteren Astralreise. Zusammen mit anderen Suchenden war ich wieder im selben geistigen Schulungsraum und derselbe Lehrer sprach zu uns:

»Ihr seid nun aufgerufen, in einem individuellen Aufgabenbereich die aus dem kreativen Geist kommenden Informationen tiefer in die Materie hineinzubringen. Als Seelen habt ihr Energiesysteme entwickelt, die es erlauben, geistige Botschaften, Schwingungen und Frequenzen voller Information in die physische Welt zu tragen, und zwar hauptsächlich in euren Körper. Ein Selbstregulierungsprozess sorgt dafür, dass bei dieser Transformation von der *unendlich schnellen Schwingung* in das Physische hinein der Schöpfungsgedanke verwirklicht wird. Diese Fähigkeit zur Selbstregulierung/Heilung ist allem seelischen Bewusstsein gegeben. Dadurch ist das Leben auf Vollkommenheit ausgerichtet.

Das Schwingungsmodell ist universell gültig. Es zeigt euch, dass jede von euch transformierte Information, einschließlich ihrer Wirkung, als Schwingung dargestellt werden kann. Die geistige Energie mit all ihren Informationen ist ein Teil eurer Bioenergie. Der größte Teil davon wird aber wieder zum Geist zurück transformiert.

Dies geschieht nach dem Gesetz der Obertonreihe. Das ganze Universum schwingt, und jeder noch so kleine Teil hat seine individuelle Schwingung. Alles, was schwingt, erzeugt Obertöne. Obertöne erzeugen wieder neue Obertöne, und so wird jede Schwingung schneller und schneller und schließlich zur *unendlich schnellen Schwingung*. Über diese Rückkopplung erkennt das göttliche Bewusstsein jeden Schöpfungsgedanken in seiner Wirkung. Somit seid ihr durch euer Wirken ein Teil des Schöpfungsplans. Als hoch begabte Individualseelen habt ihr eine besondere Aufgabe:

Ihr lernt, diesen Prozess bewusst zu erleben, und könnt aufgrund des freien Willens, der euch gegeben ist, kreativ am Schöpfungsprozess mitwirken. Doch euer freier Wille bringt auch Probleme mit sich. Weil ihr euch selbst noch nicht in eurer wahren Größe erkennt, werdet ihr zum Spielball aller möglichen Einflüsse. Das macht euch Angst, vor allem weil ihr alles begrenzt und die Welt in Sterbe- und Werdeprozessen betrachtet, einschließlich eurer selbst. Deswegen braucht ihr immer Heiler und Lehrer, die euch den Weg weisen. Da ihr, die wir hier zusammengerufen haben, nach Heilung strebt und helfen wollt, möchten wir nun auf eure Frage zurückkommen: ›Wie funktionieren Akupunktur, Homöopathie und Geistheilung?‹

Betrachtet unser Schwingungsmodell. Die erste Stufe ist die geistige Ebene. Aus der unendlich schnellen Schwingung wird der unipolare Geist nach universellen Gesetzen bis in einen Bereich transformiert, in dem Schwingungen wahrnehmbar sind. Auf dieser geistigen Ebene gibt es viele unterschiedliche Bewusstseinsebenen. Raum und Zeit in der euch bekannten Form existieren hier nicht. Für euch ist diese geistige Dimension das Jenseits, die Ebene, die ihr mit eurem Wach- oder Tagesbewusstsein nicht erreichen könnt. Sie ist aber sehr wohl wirksam und über mediale Fähigkeiten erreichbar. Für euch ist sie die Heimat der Engel und aller anderen geistigen Helfer. In gewisser Weise ist sie auch euer Zuhause zwischen den physischen Existenzen.

Die zweite Stufe des Modells ist die seelisch-psychische Ebene. Im weitesten Sinne ist dies die bioenergetische Dimension des Unbewussten. Am höchsten Punkt, dort, wo die einpolige geistige Kraft durch die Seele in bipolare Energien verwandelt wird, liegt der Punkt, an dem sich das Diesseitige mit dem Jenseitigen überschneidet. Eure Seele ist auf der einen Seite im Geist verankert (überbewusst) und auf der anderen Seite belebt sie den Körper (unbewusst). Euer Chakrensystem ist das Einfallstor des Geistes. Es wandelt die ankommenden Geistesinformationen in bioenergetische Funktionsmuster um und im Rücklauf, nach dem Gesetz der Obertonreihe, wieder in geistige Dimensionen zurück. Das Bewusstsein, das ihr in vielen Reinkarnationen erworben habt, vermittelt zwischen diesen beiden Dimensionen. Es ist die Ausdruckskraft eurer Seele. Alle Talente und Fähigkeiten, die ihr mitgebracht habt, eure Liebe, eure Lebensweisheit, euer Glaube, euer Gottvertrauen, euer Gewissen bilden den wahrnehmbaren Teil dieses Bewusstseins, der Summe aller Leben. Doch sie sind nur ein bescheidener Teil dessen, was ihr im Unbewussten und Überbewussten beherrscht.

Ihr habt die Fähigkeit erworben, euren Körper, den ihr nicht erschaffen, sondern beseelt habt, zu erhalten und zu heilen. Diese Fähigkeit zur Selbstregulierung kann ausgeweitet werden, um anderen zu helfen und sie zu heilen. Ihr habt gelernt, euch selbst zu heilen, und es braucht keine weiteren Fähigkeiten, andere zu heilen. Ihr müsst es nur wünschen. Geistiges Heilen – davon sprechen wir hier – kann man nicht tun oder wollen. Die Fähigkeit des Geistigen Heilens nutzt ihr täglich für euch selbst. Sucht diese Fähigkeit in euch selbst, nehmt Kontakt zu eurem Unbewussten auf und vertraut auf euer Überbewusstsein, euren göttlichen Ursprung. Heilt nicht mit dem Kopf, sondern vertraut auf die Fähigkeiten in euch. Sie stammen aus der Quelle, die alles Leben spendet. Geistiges Heilen ist immer eine Tätigkeit eures Unbewussten, die etwas mit Medialität, also mit Vermittlung zu tun hat.

Wir können eure Frage so beantworten: Geistiges Heilen funktioniert in dem Moment, in dem ihr eure wahre Größe erkennt und euch in Liebe verströmt. Verhaltet euch in euren Wünschen wie die Liebe. Verströmt euch; gebt das weiter, was ihr schon seid (göttliches Bewusstsein auf dem Weg in die Vollkommenheit). Auf diesem Weg erhaltet ihr Hilfe und Unterstützung aus dem Geistigen. Eure geistigen Lehrer sind immer für euch da. Natürlich gibt es viele andere Heilmethoden, auch die, nach denen ihr gefragt habt. Wir werden später darauf eingehen. Doch zunächst wollen wir uns der dritten Stufe unseres Modells zuwenden, damit besseres Verständnis entsteht.

Wie das Gottesbewusstsein die geistigen Informationen aus der *unendlich schnellen Schwingung* nach unten transformiert, erwirkt ihr nach dem Ebenbild des Geistes eure Transformation in Richtung Physis, bis zu einem Punkt, an dem sich wieder zwei Dimensionen überschneiden. An diesem Punkt der Transformation erreicht euer psychisch-seelisches Bewusstsein die stofflich-körperliche Form eurer Existenz. Es ist das Wechselfeld zwischen Körper und Seele, die lebensnotwendige Psychosomatik. An diesem Ort in euch berühren sich Bewusstes und Unbewusstes.

Auch auf der dritten Ebene hat jedes Schwingungsfeld sehr hohe und sehr niedrige Frequenzen. Auf der körperlich-stofflichen Ebene sorgt eure Seele über den Stoffwechsel für eine bestimmte chemische Struktur, die einzigartig ist und auch sein sollte. An dem Punkt, an dem sich die zweite und die dritte Ebene überschneiden, muss die körperliche Grundschwingung mit der psychisch-seelischen Schwingung in Resonanz gehen können. Nur dann ist eine gute Psychosomatik gegeben beziehungsweise Bioresonanz vorhanden. Wenn die Schwingungsharmonie nicht stimmt, kommt es zu psychosomatischen ›Erkrankungen‹. Die Seele kann den Körper nicht mehr erreichen, Fehlfunktionen entwickeln sich. Betrachten wir die Transformation im Ganzen, gibt es zwei sensible Punkte, zum einen zwischen Geist und Seele, zum anderen zwischen Seele und Körper. Die meisten Krankheiten, die ohne äußere Einwirkung entstehen, sind auf Vermittlungsfehler eures Gesamtbewusstseins zurückzuführen. Und hier genau liegt eure Chance, in ein höheres Bewusstsein zu erwachen.

In all euren Vorleben und auch in diesem Leben war und ist der Lernprozess der gleiche: Es geht darum, bewusster und vollkommener zu werden. Jede Not und jede Krankheit, die ihr durchlebt, ist mangelndes Bewusstsein eurer Seele. Schaut euch euer Immunsystem an, das nach jeder Infektionskrankheit gelernt hat, mit dem Erreger fertig zu werden. Euer Unbewusstes, eure Seele, durchläuft Tag für Tag, Jahr für Jahr, Leben für Leben in allen Bereichen Prozesse der Erhaltung, des Wachstums und der Bewusstwerdung. Über das Kollektivbewusstsein, über Heiler und Lehrer und dank der liebevollen Unterstützung aus der Geistigen Welt zieht sich diese Entwicklung durch die gesamte Evolution.

Doch kommen wir zurück zu unserem Modell.

Auf der dritten Stufe entfaltet sich euer Körperbewusstsein zum einen im Unbewussten, zum anderen im Tagesbewusstsein. Ihr befindet euch bewusst und unbewusst in der Polarität, in der Welt der Gegensätze. Jede Krankheit, jede Not ist an dieses Polaritätsgesetz gebunden.

Krankheit ist also ein Zuviel oder ein Zuwenig, eine Überfunktion oder eine Unterfunktion. Das trifft auf alle Krankheitsbilder zu, ob im körperlichen oder im psychisch-seelischen Bereich. Heilen ist immer ein Nivellieren, ein Ausgleichen. Kraft eures Bewusstseins, des bewussten wie des unbewussten, seid ihr meistens in der Lage, diese Selbstregulierung durchzuführen. Sie geschieht nach den Gesetzen der Schöpfung – sehr einfach ausgedrückt.

Alle Informationen, die das Leben braucht, sind im Geist vorhanden und können von eurem Seelenbewusstsein angefordert beziehungsweise empfangen werden. Nach den beschriebenen Mustern tragt ihr sie dann in das physische Leben. Bei der Entfaltung der Schöpfungsinformationen habt ihr den freien Willen. Ihr seid als Seele ausgebildet und wirkt kreativ an der Evolution mit. Doch noch ist euer Bewusstsein begrenzt. Ihr lernt zwar jeden Tag dazu, aber eure Unwissenheit führt oft zu Fehlentscheidungen. Es mangelt euch an Durchblick, und doch geht vieles, was ihr entscheidet, gut. Es geht gut, weil ihr geliebt werdet. Diese Liebe fließt nach ganz bestimmten Gesetzmäßigkeiten. Diese Gesetze erlauben auch, dass ihr selbst Korrekturen vornehmt und Heilmethoden entwickelt.

Alle Korrekturen, die ihr vornehmt, und alle Heilmethoden, die ihr anwendet, fließen über die Rückbindung (Obertonreihe) in die *unendlich schnelle Schwingung*, das göttliche Bewusstsein. Auf dem Weg dorthin geschieht alles genau wie auf dem Weg von dort: Es muss eine zweimalige Übersetzung stattfinden, diesmal in umgekehrter Reihenfolge. Alle materiellen Bewegungen schwingen sich auf (dritte Stufe des Models), um dann im vierten Aggregatzustand, im plasmatischen, in Energie überzugehen (zweite Stufe des Modells). Alle Körperfunktionen, einschließlich des Denkens, schwingen also umgekehrt zur Psychosomatik, was zu einer gegenseitigen Beeinflussung führt. Der physisch-energetische Raum unterliegt Schwingungsgesetzen – Resonanz, Dissonanz, Konsonanz und Interferenz. Beim Aufschwingen können also Übertragungslücken oder Informationsstaus entstehen, welche die geistigen Korrekturen erschweren. Auf euren Körper bezogen bedeutet dies: Krankheiten sprechen nicht auf Heilanwendungen an, solange diese die Übertragungslücke nicht schließen oder den Informationsstau auflösen.

Hier erlaubt euch die Obertonreihe, die homöopathische Heilmethode anzuwenden. Mit den potenzierten Schwingungen einer Substanz könnt ihr Lücken in der Informationskette schließen. Die Homöopathie ist in allen Bereichen der dritten Ebene wirksam – je nach Potenz von den Grundschwingungen der Materie bis zum Übergang in den rein energetischen Bereich. Bedenkt dabei, dass jedes Heilen ein gebender Akt ist, und der kommt stets vom göttlichen Bewusstsein. Eure Heilungsmöglichkeiten bestehen einzig in der Vermittlung, die bei jedem Krankheitsfall die Notabwendung und Selbstregulierung vom Geist her einleitet. Damit glauben wir, auch eure Frage nach der Funktionsweise der Homöopathie beantwortet zu haben.

Nach den gleichen Gesetzen können Informationsstörungen auf Stufe zwei, also im rein energetischen Bereich, auftreten. Im untersten Bereich, in der Nähe von Stufe drei, erreicht ihr durch Stimulation verschiedener Akupunkturpunkte eine Überbrückung des gestörten Energieflusses. Im gleichen Sektor wirkt auch die Farbheilung. Beide Methoden können gut miteinander verbunden werden. Zur Information: Die Musiktherapie ist in der Mitte von Stufe drei wirksam. Im mittleren Teil von Stufe zwei sind Korrekturen der gestörten Information durch Psychotherapie möglich. Hypnose, Besprechen, Handauflegen und Gebete sind im obersten Drittel wirksam. Der Übergang von der zweiten zur ersten Stufe ist dem medialen Heiler vorbehalten. Diese Methode kommt je nach eurer Erfahrung zum Einsatz, wenn alle anderen Heilanwendungen keinen Erfolg hatten.

Der mediale Heiler kann über den bewussten Kontakt zur geistigen Ebene, sei es im Gebet, in der Fürbitte oder mit gezielten Wünschen, um Heilung bitten. Dieser mediale Kontakt kann sich soweit entwickeln, dass Materialisationen oder Entmaterialisationen möglich sind.

Wir von der geistigen Ebene sind immer bereit, heilend einzugreifen, wenn der Hilfesuchende und der Heiler sich in einem Zustand befinden, der Heilung zulässt.«

Das größte Problem ist die Unwissenheit

In vielen weiteren Heilsitzungen bekam ich immer mehr hilfreiche Informationen. All diese Durchsagen vermittelten mir den Eindruck, dass die Geistige Welt alles unternimmt, um uns bei unserer schwierigen Aufgabe im menschlichen Körper und in der materiellen Welt zu helfen. Daher sehe ich das größte Problem in der Unwissenheit. Auf der einen Seite ist uns der bewusste Zugang zur geistigen Ebene verwehrt. Nur gelegentlich entsteht eine Verbindung in Form von Intuition, Inspiration und medialen Kontakten. Andererseits lässt die extreme Fixierung unseres Tagesbewusstseins auf unseren Körper und die materielle Welt keine seelisch-geistige Einstellung zu. Erst wenn unser Bewusstsein die wahre Größe unseres Seins erkennt, wird sich dieser Zustand ändern.

Ganz sicher erleben wir mit jeder Reinkarnation eine Bewusstseinserweiterung, die individuell sehr unterschiedlich ausfällt. Wir als Seelen sind Teil eines gigantischen Gemeinschaftsunternehmens, das an der Evolution auf Erden und gleichzeitig an der Bewusstwerdung unseres geistigen Seins beteiligt ist. Mit dem, was wir an Neigungen und Bedürfnissen, Talenten und Wissensdrang mitbringen, kann sich unser Bewusstsein in verschiedene Richtungen entwickeln: rein materiell ausgerichtet, wissenschaftlich, kulturell, auf die Natur bezogen und vieles mehr. Genauso besteht die Möglichkeit der Entwicklung im Geistigen oder Religiösen oder auch in beiden Dimensionen gleichzeitig.

Das Wichtigste an solchen Entwicklungsmöglichkeiten ist die Sinnfindung. Wenn wir jetzt fragen, worin der Sinn des Geistigen Heilens liegt, könnte die Antwort lauten: »Er liegt darin, Menschen oder auch der Natur zu helfen, wenn sie in Not sind.« Doch so schön allein schon diese Aufgabe ist, steckt meiner Erfahrung nach noch viel mehr hinter dem Geistigen Heilen. Immer wieder konnte ich bei Heilungen mit geistigen Kräften erleben, dass das Überwinden der Krankheit eine neue Lebenseinstellung des Klienten mit sich brachte, und je stärker die Heilwirkung war, desto größer war die Veränderung in der Lebenseinstellung. Nach erfolgreichen Behandlungen konnte ich oft sogar Wesensveränderungen bei Klienten feststellen, die in keiner ersichtlichen Beziehung zu ihrer Krankheit standen. Ich konnte Heilinformationen wahrnehmen, die eine Krankheitsphase beendeten und gleichzeitig für eine neue Wertigkeit in der Lebenseinstellung sorgten.

Es gab natürlich auch erfolgreiche Behandlungen, die mit keiner ersichtlichen Bewusstseinsveränderung einhergingen. Doch diese Klienten kamen wieder, mussten mehrmals behandelt werden und erlebten oft nur eine

Linderung ihrer Probleme. Wahre Heilung ist meiner Meinung nach nur möglich, wenn der Verursacher der Krankheit erkannt und aufgelöst wird. Daher ist eine veränderte Betrachtungsweise oder das Aufkeimen neuer Erkenntnisse notwendig, wenn es darum geht, ernstzunehmende Erkrankungen zu überwinden.

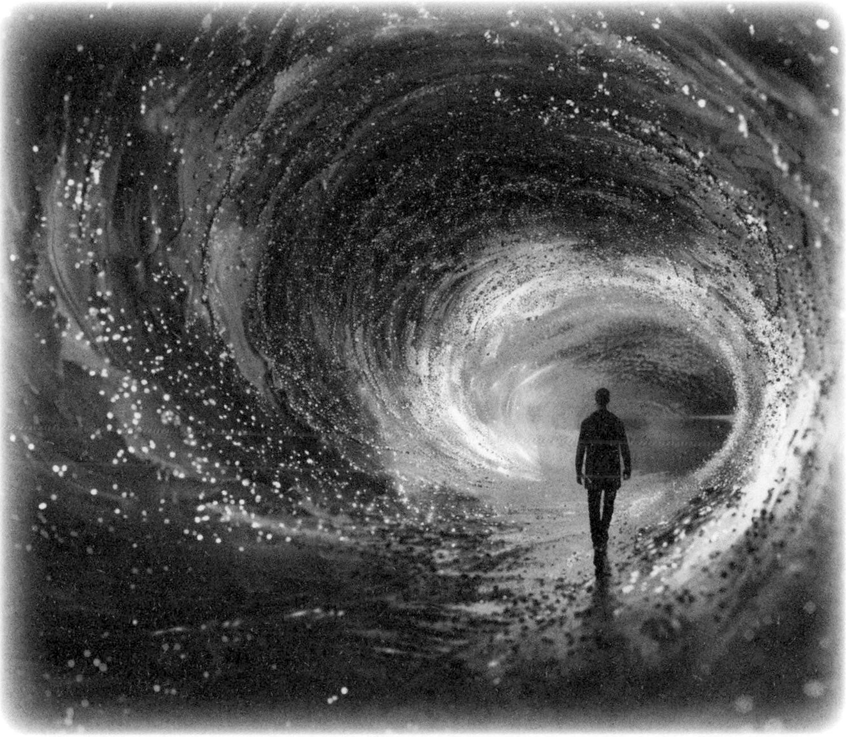

Heilen mit den Nebenchakren

In den vielen beglückenden Jahren und Jahrzehnten, in denen ich mittlerweile als Heiler und auch als Lehrer sowie als Ausbilder anderer Heiler tätig sein darf, habe ich viele Heilungssuchende getroffen, bei denen weder im äußeren Umfeld noch in der Denkweise irgendwelche Verursacher ihrer Krankheit zu erkennen waren.

Normalerweise kommt der Heilungsprozess in Gang, nachdem der energetische Hintergrund einer Erkrankung erkannt wurde und die energetischen Defizite ausgeglichen sind. Symptome verschwinden, der Mensch denkt oder urteilt anders, entwickelt ein neues Bewusstsein und fühlt sich wohler. Aufgrund meiner Erfahrungen konnte ich außerdem sagen, dass oft mehrere Anwendungen notwendig sind, um einen solchen Durchbruch zu erreichen. Heilen ist wie Lernen: Der eine versteht schnell und ist geheilt; der andere braucht länger, um zu erkennen, worauf es ankommt. Es gibt aber auch behandlungsresistente Klienten, bei denen scheinbar gar nichts hilft.

Die Aufzeichnungen, die wir von allen Heilanwendungen gemacht haben, ergaben eine Dreiteilung: Etwa ein Drittel aller Klienten kann mit einer bis drei Behandlungen gesünder werden.

Ein weiteres Drittel spricht allerdings nur zögerlich auf energetisches beziehungsweise Geistiges Heilen an. Häufig benötigen diese Klienten Zeit, um alles Erforderliche auf den Weg zu bringen, vielleicht eine Ernährungsumstellung, ein Umdenken in der Lebenseinstellung, das Ausleiten von Umweltgiften, Zahnregulierungen und vieles andere mehr. Unter Umständen hilft Geistheilung hier nur in Kombination mit Schulmedizin, Naturheilkunde oder Methoden wie Homöopathie oder Akupunktur, um einige wenige zu nennen.

Das wäre nun alles schön und gut, gäbe es nicht noch das letzte Drittel, jene Klienten, bei denen scheinbar alles versagt. Über sie wird oft gesagt, die Krankheit sei ihr Karma, ein ererbtes Leiden, ein schweres Schicksal und so weiter. Solche Aussagen habe ich schon immer abgelehnt, denn meine Erfahrung sagte mir stets, dass nur Unwissenheit unheilbar ist – die Unwissenheit des Therapeuten und/oder die des Kranken. Für mich stellen sogenannte therapieresistente Klienten eine Herausforderung dar, und in der Tat haben viele von ihnen dazu beigetragen, dass ich mit Hilfe der Geistigen Welt neue Wege der ganzheitlichen Heilung entdeckte.

Bei Heilungsversuchen an diesem letzten Drittel, der schwierigen Klientengruppe, kamen Durchsagen über energetische Knotenpunkte, die es zu diagnostizieren und mit Heilenergie auszugleichen galt.

Auf diese Weise entstand eine Karte der Nebenchakren, die eine gute Möglichkeit bietet, energetische Fehlfunktionen zu erfassen und auszugleichen.

Die Nebenchakren haben ganz bestimmte Funktionen, bei denen es sich jedoch nicht um die Funktionen der sieben Hauptchakren handelt.

Merken Sie sich unbedingt: Jedes Nebenchakra steuert spezielle Energieprozesse und kann energetische Lebensfunktionen ein- oder ausschalten, ohne dass die sieben Hauptchakren davon betroffen sind.

Hauptchakren, Nebenchakren, Nadis und Meridiane bilden gemeinsam einen einzigartigen Schaltplan, der auf chemischem Weg über Hormone, Enzyme und alle Energiesysteme den Lebenswillen aktiviert oder deaktiviert, zum Beispiel, um schon gelebte und unnütze Ereignisse nicht mehr erleben zu müssen.

Doch was sind nun die Aufgaben der Nebenchakren? In zahlreichen Tests, gestützt durch entsprechende Heilungserfolge, ist es uns gelungen, die Lage und die Wirkungsweise der Nebenchakren sehr genau zu ermitteln.

Die Nebenchakren

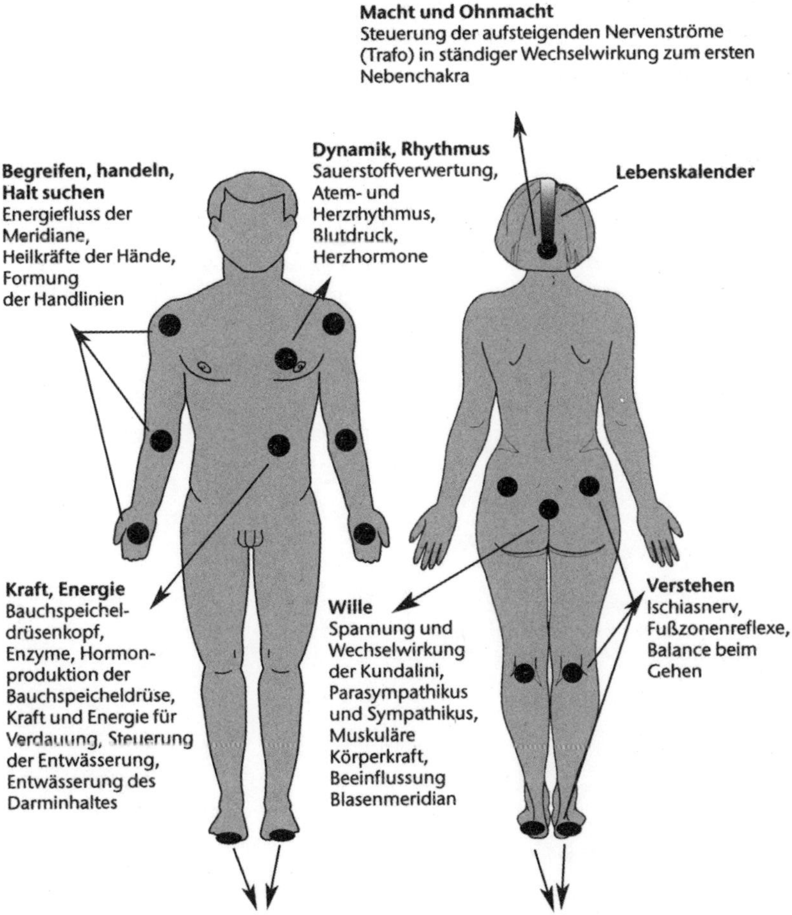

Wenn die Fußsohlen-Chakren schwach sind (Pfeil), sind die Meridiane auch schwach!

Position: Dieses Nebenchakra befindet sich am Steißbein.

Funktion: Es beeinflusst zusammen mit der Energie des Wurzelchakras den Willen, die Wechselwirkung zwischen Ida und Pingala (Kundalini) und Sympathikus und Parasympathikus (Nerven) sowie jede muskuläre Körperkraft. Auch der Blasenmeridian mit allen Verbindungen zu den anderen Meridianen wird von diesem Nebenchakra aus beeinflusst.

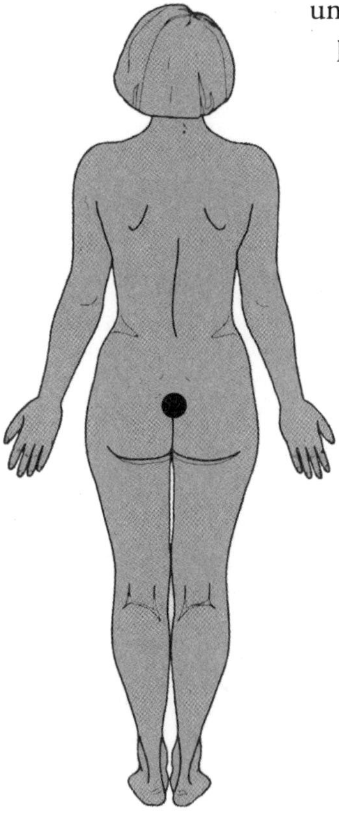

Position: Das in sich selbst bipolare zweite Chakra bildet sechs bipolare Nebenchakren – am Gesäß im Bereich der Hüftgelenke, in den Knien und an den Fußsohlen.

Funktion: Diese Nebenchakren stehen in Beziehung zum Ischiasnerv und zu den Fußreflexzonen und sorgen beim Gehen und Laufen für die Balance in den Füßen. Das zweite Chakra (es repräsentiert auch Angst und Mut, Vorwärtsgehen und Stillhalten) ist zum Beispiel dafür verantwortlich, dass wir »vor Angst kalte Füße bekommen« oder »keinen Schritt machen können« und prägt unseren Standpunkt. Wir gehen aus dem zweiten Chakra, aber die Nebenchakren geben die dafür nötigen Impulse. Die Nebenchakren an den Füßen sind auch für die Meridian-Ein- und -Austritte verantwortlich. Diese sechs Nebenchakren repräsentieren unser Verstehen, unseren Standpunkt im Leben.

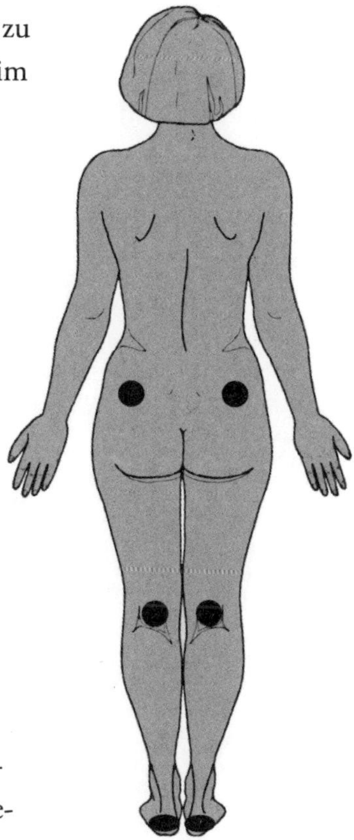

Nebenchakra des Milzchakras

Position: Dieses Nebenchakra befindet sich auf der Körpervorderseite, an der untersten linken Rippe, etwa zehn Zentimeter von der Körpermitte entfernt.

Funktion: Die Stärke des Sonnengeflechts und damit die Chemoelektrizität hängt stark von diesem Nebenchakra ab. Es steht in direkter Beziehung zum Bauchspeicheldrüsenkopf. Dieses Nebenchakra beeinflusst die Produktion von Enzymen und Hormonen in der Bauchspeicheldrüse sowie deren Rückgewinnung aus dem quer liegenden Dickdarm.

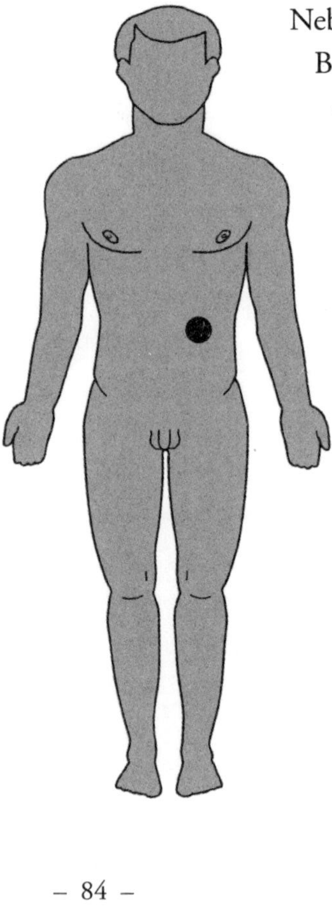

Besonderheit: Es ist ein sehr helles Nebenchakra. Manchmal erreicht es die Helligkeit des Hauptchakras. Das ist wahrscheinlich auch der Grund, warum das Milzchakra in manchen alten Darstellungen doppelt abgebildet wird.

Position: Das Herz-Nebenchakra befindet sich eine Handbreit unterhalb des Schlüsselbeins und eine Handbreit links von der Körpermitte.

Funktion: Das Herz-Nebenchakra steuert die Sauerstoffverwertung, den Atem- und Herzrhythmus sowie den Blutdruck. Es beeinflusst alle anderen Rhythmen des Lebens. Es ist außerdem maßgeblich an der Steuerung der Herzhormone beteiligt.

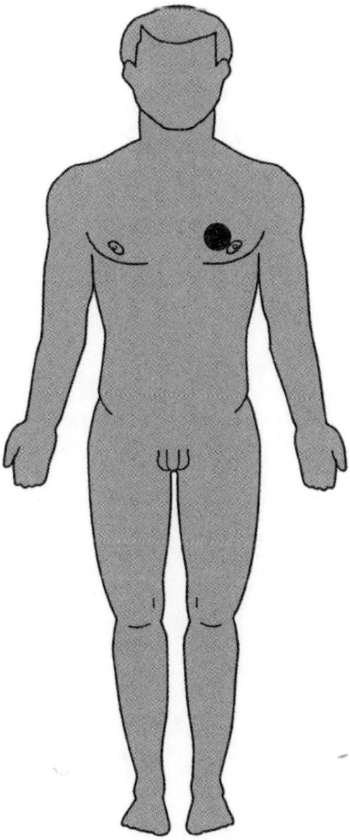

Position: Das fünfte Chakra – ein weiteres bipolares Chakra – hat sechs bipolare Nebenchakren an den Schultern, den Ellbogen und den Händen.

Funktion: Diese Nebenchakren haben etwas mit »Begreifen« zu tun. Was der Kopf denkt, können die Hände ausführen oder eben nicht. Gelingt es nicht, ist der Mensch handlungsunfähig und hat »keine Handhabe« oder keine »Ellbogenkraft«, also kein Durchsetzungsvermögen. Diese Nebenchakren sind stark mit unseren Emotionen verbunden und steuern den Energiefluss der Meridiane sowie die Heilkräfte in den Händen. Die Handchakren sind auch für die Formung der Handlinien verantwortlich.

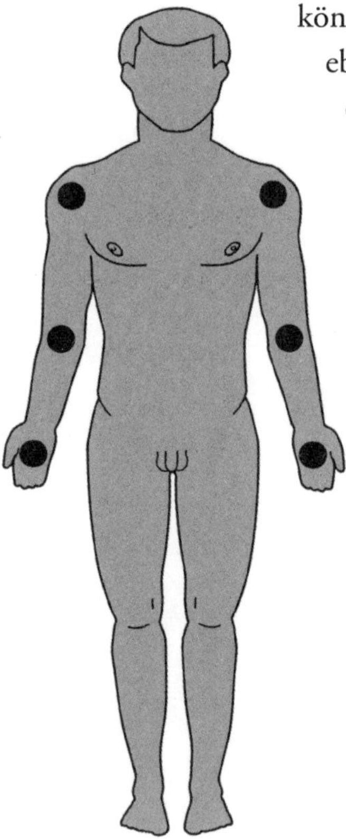

Position: Dieses Nebenchakra befindet sich am oberen Ende der Wirbelsäule, also am Atlas, dem ersten Halswirbel.

Funktion: Hier werden die auf- und absteigenden Nervenströme transformiert. Dieses Nebenchakra reagiert sehr empfindlich, zeigt oft Ausfälle und ist mitverantwortlich für viele nervlich bedingte Fehlfunktionen. Es steht außerdem in ständiger Wechselwirkung mit dem ersten Nebenchakra am Steißbein. Das Nebenchakra des sechsten Chakras, das ich auch als Trafo bezeichne, ist die Schaltstelle für Macht und Ohnmacht. Die meisten Erkrankungen der Sinnesorgane und des Gehirns sind die Folge einer Fehlfunktion dieses Nebenchakras.

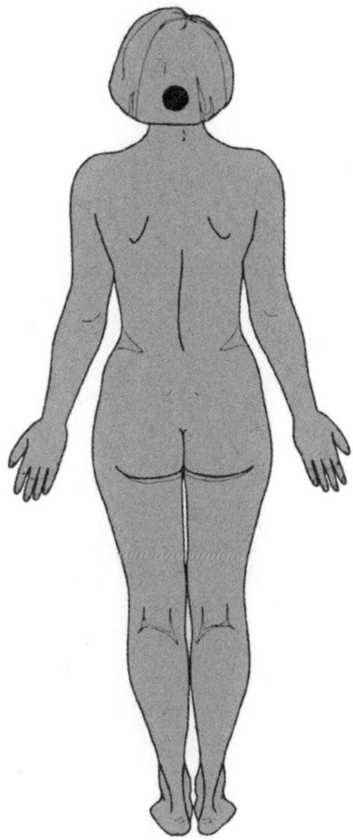

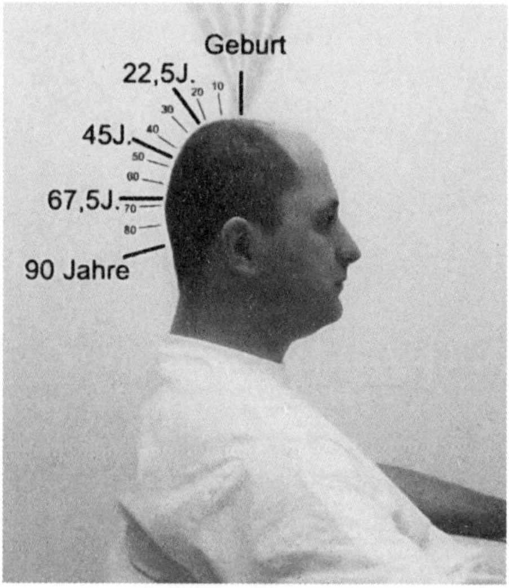

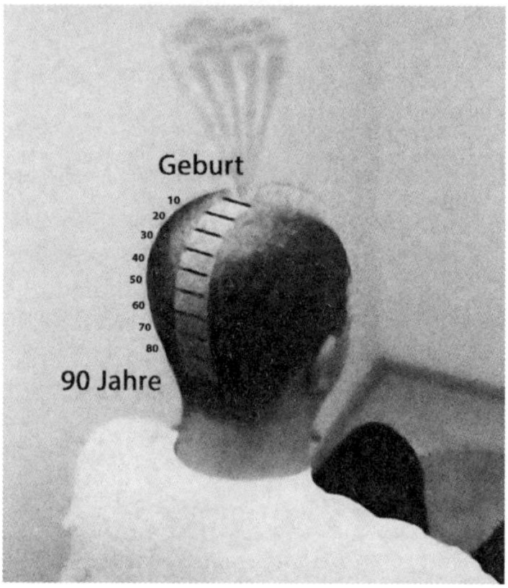

Position: Das Nebenchakra des siebten Chakras zeigt sich als energetisches Band, das sich vom Scheitelpunkt des Kopfes über den Hinterkopf bis zum sechsten Nebenchakra, den Trafo, zieht.

Funktion: Dieses Energieband enthält zeitliche Prägungen. Hier sind die Erlebnisse eines Lebens wie in einem Kalender gespeichert. Der Nullpunkt oder Geburtspunkt ist der Scheitelpunkt, und etwa zwei Millimeter auf diesem energetischen Band entsprechen einem Lebensjahr. Alle traumatischen Erlebnisse eines Lebens bleiben dort so lange gespeichert und greifen unbewusst in das Gesamtgefüge aller Bioenergien ein, bis sie aufgespürt und vom Gesamtbewusstsein erlöst werden, worauf die Störungen verschwinden. Selbst der Wille, die Gefühle und das Denken werden von hier aus beeinflusst.

Alle Nebenchakren können – wenn nötig – in eine energetische Heilbehandlung mit einbezogen werden. Immer wieder hat sich beispielsweise herausgestellt, dass Kniebeschwerden, Arthrose und Arthritis darauf zurückzuführen waren, dass die Nebenchakren des Sakralchakras an den Knien keine oder nur eine sehr schlechte Verbindung zu den anderen Nebenchakren hatten.

Während die reine Behandlung der Knie in diesen Fällen manchmal keine Heilung brachte, erwies sich das zusätzliche Stabilisieren der Verbindungen zu anderen Chakren und Nebenchakren als erfolgreich.

Das Ausbalancieren der Nebenchakren an Armen und Beinen führte oft zu einer Bewusstwerdung über den Krankheitsverursacher und seine Folgen. Mehrmals hatte ich den Eindruck, dass unvollkommene Energieverbindungen zu diesen Nebenchakren für einen Mangel an Verständnis auf Seiten des Klienten verantwortlich waren. Damit meine ich nicht etwa mangelnde Intelligenz, sondern einen Mangel an Urteilsfähigkeit in Bezug auf menschliche Neigungen und Bedürfnisse. In Gesprächen mit solchen Menschen fielen immer wieder Bemerkungen wie »Ich verstehe nicht, wie meine Mutter, mein

Vater, meine Schwester, mein Bruder so sein kann«, »Ich begreife nicht, wie ein Mensch so handeln kann« oder sogar »Ich verstehe die Welt nicht mehr«. Besonders häufig fand ich Störungen der Nebenchakren an Armen und Beinen bei Klienten mit psychischer Labilität, also bei Menschen, die schnell weinen oder sich über jede Kleinigkeit aufregen, aber auch bei Sturheit und Unbeugsamkeit. Solche psychischen Schwächen können auch psychosomatische Krankheiten hervorrufen. Nebenchakren bieten also gute Möglichkeiten der »Feinabstimmung« im energetischen Gesamtbewusstsein.

Die besondere Bedeutung des Trafos

Das Nebenchakra des sechsten Chakras pulsiert als biomagnetischer Wirbel von etwa fünf Zentimeter Durchmesser im Bereich des ersten Halswirbels, des Atlas. An dieser Stelle werden die auf- und absteigenden Nervenströme transformiert. Deshalb nenne ich dieses Nebenchakra auch »Trafo«. Der Wirbel kann sehr gut erspürt werden – mit dem Pendel, der Wünschelrute oder dem Tensor und bei entsprechender Veranlagung auch mit den Händen. Wenn hier im Trafo energetische Abweichungen auftreten, hat das meistens weitreichende Folgen, weniger im Psychischen als im Nervlichen.

Weil die Hauptaufgabe dieses Nebenchakras im Transformieren und Dosieren von Bioelektrizität/Nervenströmen besteht, können alle erdenklichen nervlich bedingten Störungen hier ihren Ursprung haben.

Die folgenden Versorgungsprobleme konnten wir in der Praxis bisher beobachten:

1. Störungen im Trafo sind für partielle Ausfälle der Nervenströme im Rückenmark verantwortlich, die wiederum partielle Ausfälle in bestimmten Organen und damit im gesamten Körper hervorrufen können. Ein Arzt würde in einem solchen Fall wahrscheinlich sagen: »Organisch sind Sie völlig gesund. Ihre Probleme sind sicherlich nervlich bedingt.«
2. Aufsteigende Nervenströme werden falsch transformiert. Dadurch kommt es zu Fehlmeldungen im zentralen Nervensystem, die wiederum Fehlsteuerungen auslösen und Reaktionen wie diffuse Kopfschmerzen, Konzentrationsschwäche, Teilnahmslosigkeit und vieles mehr hervorrufen.
3. Besonders gefährdet sind die Sinnesorgane. Bei jedem zweiten Klienten mit Augen- und Ohrenproblemen fand ich Störungen im Trafo.
4. Wenn die Verbindungen zwischen dem Trafo und den anderen Haupt- und Nebenchakren schwach sind, treten Krankheitsbilder auf, die scheinbar keinen Verursacher haben. Ist beispielsweise die Verbindung zum ersten Nebenchakra am Steißbein blockiert, sind Verkrampfungen im gesamten Rückenbereich möglich. Bei Herzrhythmusstörungen konnte ich mehrfach fest-

stellen, dass die Kommunikation zwischen dem Trafo und dem Herz-Nebenchakra gestört war.

5. Der Trafo ist auch für die richtige Dosierung der Gehirnströme zuständig. Die Spannung in den Hauptnervensträngen sollte zwischen 1/100 (ein Hundertstel) und 1/1000 (ein Tausendstel) Volt liegen, die Nervenspannung im Gehirn zwischen 1/100.000 (ein Hunderttausendstel) und 1/1.000.000 (ein Millionstel) Volt. Wenn das nicht der Fall ist, können Probleme entstehen, wie ich sie unter Punkt 1 bis 4 beschrieben habe. Viele der bekannten Hirnerkrankungen werden dadurch mitverursacht, dass eine hohe Spannung zum Gehirn fließt. Umgekehrt ist es genauso: Werden Gehirnströme nicht richtig hochgespannt, können sich dadurch Lähmungen ergeben.
6. Ich habe auch pulsierende Schwankungen des Trafos gefunden, die zu sehr unterschiedlichen nervlich bedingten Bewusstseinszuständen führten: hohe Leistungsschwankungen sowie immer wiederkehrende Kraftlosigkeit und Schwäche bis hin zum Blackout.

Ein erfahrener Heiler wird immer in der Lage sein, eine vorübergehende Harmonisierung des Trafos zu bewirken, und nach mehreren Behandlungen können sich auch gewisse Erfolge zeigen. Eine dauerhafte Harmonisierung dieses Nebenchakras kann jedoch nur von der Geistigen Welt bewirkt werden, durch einen Geistführer, einen Engel oder einen Arzt aus dem Jenseits.

Im Folgenden möchte ich Ihnen ein Beispiel für eine Heilung durch die Harmonisierung des Trafos geben …

Bei einer öffentlichen Heildemonstration meldete sich eine schwangere Frau zu Wort. Ihr Arm war erst wenige Stunden zuvor im Krankenhaus am Körper fixiert worden, weil sie bei jeder Bewegung unerträgliche Schmerzen im Schulterbereich hatte und man ihr wegen ihrer Schwangerschaft keine Schmerzmittel geben konnte. Als Verursacher der Schmerzen hatte der Arzt Kalkablagerungen im Schultergelenk diagnostiziert.

Meine energetischen Messungen ergaben: Das sechste Nebenchakra (der Trafo) war in seiner Funktion blockiert, und es bestanden keine energetischen Verbindungen zu den Nebenchakren des Halschakras an den Armen (Hand, Ellbogen, Schulter). In diesem Fall arbeitete ich mit geistiger Hilfe und einer Heilerin als Assistentin. Als Erstes bauten wir den Trafo und die Nebenchakren an den Armen mit geistigen Energien auf. Dann stellten wir eine Verbindung zwischen ihnen her.

Auf Rückfrage gab die Klientin an, dass die Schmerzen daraufhin deutlich nachgelassen hatten. Nun lösten wir den Verband behutsam und behandelten die Schulter direkt mit *gepolten Händen*. Gleichzeitig wurde die Klientin mit einer besonderen Technik über den Nerven-Meridian und den Kreislauf-Meridian energetisch harmonisiert. Der Schmerz verschwand schließlich ganz, und sie konnte ihren Arm wieder frei in alle Richtungen bewegen. Die Behandlung hatte insgesamt nur etwa zwanzig Minuten gedauert.

Was sind »gepolte« Hände?

Lassen Sie mich den Begriff *gepolte Hände* an dieser Stelle einmal kurz erklären. Handauflegen ist normalerweise biomagnetisches Heilen, wobei die heilende Energie aus den Handchakren und den Meridianen kommt. Beide Energiesysteme – Handchakren und Meridiane – pulsieren in einem dem Leben angepassten Rhythmus und wechseln deshalb manchmal die Fließrichtung von plus (= herausfließend) nach minus (= hineinfließend). Somit hat jede Hand Plus- und Minusenergie. Geübte Heiler können auf diese Weise bipolare geistige Energien aus den Hauptchakren und der Kundalini über die Hände auf andere Menschen übertragen.

Eine »Umpolung« der Handchakren und Meridiane bewirkt, dass in einer Hand nur minuspolige und in der anderen nur pluspolige Energie fließt. Dadurch wird eine Hand zur gebenden oder abstrahlenden und die andere zur empfangenden oder aufnehmenden.

Das bedeutet eine Steigerung der Heilfähigkeit, weil Heilenergien mit der Plushand konzentriert übertragen und kranke Schwingungen mit der Minushand aufgenommen oder abgesaugt werden können.

Gepolte Hände können jedoch nicht willentlich erzeugt werden. Sie werden vielmehr von geistigen Helfern – also medial – übertragen und gesteuert.

Untersuchungen haben gezeigt: Ein Heiler mit gepolten Händen wird zum Kanal für geistige Heilformationen, die ungeachtet seiner eigenen körperlichen Verfassung und seines Denkens fließen. Außerdem schützt die Polung den Heiler, weil er die kranken Energien, die er absaugt, nicht selbst aufnimmt, sondern sie medial dem Geist zuführt. Das heißt: Beim Heilen mit gepolten Händen kann der Heiler selbst nicht krank werden. Gepolte Hände sind besonders effektiv, wenn der Heiler in Tiefenentspannung beziehungsweise in Trance arbeitet.

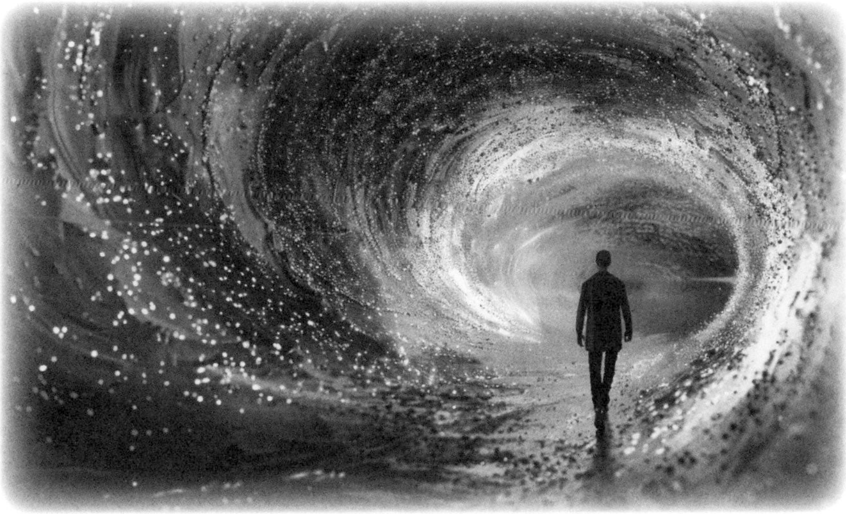

Entdeckung und Anwendung des Lebenskalenders

Lange Zeit suchte ich vergeblich nach dem Nebenchakra des Scheitelchakras. Weil ich so daran gewöhnt war, Chakren und Nebenchakren als runde, pulsierende und rotierende Felder wahrzunehmen, war ich sicher, dass es sich auch bei diesem Nebenchakra um einen Energiewirbel handeln müsse. Wenn ich davon spreche, dass ich nach einem Energiewirbel »suchte«, meine ich damit ein außersinnliches Suchen, denn ich bin chakrensichtig. Das bedeutet, dass ich diese pulsierenden Felder in einem meditativen Zustand wahrnehme und beurteile und sie durch Einfühlen oder mit Hilfe der Radiästhesie in ihrer Dynamik erfassen kann. Doch ich fand keinen Energiewirbel, den ich dem siebten Chakra hätte zuordnen können. Wieder war ich an einem Punkt angekommen, an dem ich nicht mehr weiter wusste. Ich fragte also meinen Geistführer und bekam eine Antwort.

Vielleicht wundern Sie sich, warum ich nicht gleich fragte, warum ich so lange danach suchte? Die Antwort ist einfach. Zum einen wird eine Frage nur dann aus der Geistigen Welt beantwortet, wenn alle weltlichen Bemühungen keine Erklärung bringen und durch Unwissenheit Leid entsteht. Zum anderen habe ich eine Absprache mit meinen Helfern, die besagt, dass sie mir nur dann beistehen sollen, wenn ich nicht in der Lage bin, auf der Basis meines eigenen Wissens und Könnens eine Lösung zu finden. Meine Einstellung ist: Vorsagen gilt nicht! Selbsterkenntnis und Selbsterfahrung führen zur Selbstverwirklichung. Das ist der richtige Weg.

Die Antwort meines Geistführers erstaunte mich, denn er ließ mich wissen:

»Es gibt kein rotierendes siebtes Nebenchakra, aber es gibt ein energetisch-geistiges Band, das sich vom Scheitelpunkt des Kopfes (dem Austrittspunkt der Kundalini) über den Hinterkopf bis zum Atlas (also zum sechsten Nebenchakra) zieht.«

Zunächst freute ich mich über diese Durchsage, aber dann fragte ich mich, was dieses Energieband denn wohl für eine Bedeutung hatte. Der Tatsache, dass die Durchsage so kurz ausgefallen war, entnahm ich, dass ich alle weiteren Erklärungen selbst finden würde. Die erste Erklärung bekam ich dann auch recht schnell. Ich erinnerte mich, dass es einen Meridian gibt (das Zentral- oder Gouverneursgefäß), der von der Oberlippe über den Kopf und den gesamten Rücken bis hin zum Steißbein, also in die Region des ersten Nebenchakras, reicht. Auch wusste ich, dass der Lebensenergieforscher und Begründer der Neuen Homöopathie Erich Körbler (1938-1994) den Teilabschnitt dieses Meridians, der über den Hinterkopf läuft, als »Psychomeridian« bezeichnete und psychische Probleme mit energetischen Störungen in diesem Bereich in Verbindung brachte.

Im Folgenden untersuchte ich viele Menschen, um mehr zu erfahren, wobei ich das außersinnliche Betrachten ebenso einsetzte wie das Vermessen mit dem Biotensor, einer Einhandrute, die wir als VivoMeter bezeichnen. Dennoch dauerte es mehr als ein Jahr, bis ich die Bedeutung dieses Energiebandes erkannte: Genau wie die anderen Energiefelder hat auch das Energieband am Hinterkopf ganz bestimmte Aufgaben, die zwar nicht körperbezogen sind, die körperbezogenen Bioenergien aber sehr wohl beeinflussen können. Ich erkannte: Dieses Energieband hat einen Bezug zu unserer bewussten und unbewussten Erinnerung. Es registriert all unsere Erkenntnisse und Erlebnisse und gibt sie an andere Energiebereiche weiter. Von seiner Lage her verbindet es das Scheitelchakra – in dem der »göttliche Wille« zu Hause ist – über die hintere Öffnung des Stirnchakras mit dem sechsten Nebenchakra, dem Trafo, und ermöglicht so eine direkte Übertragung von Informationen zwischen Bewusst, Unbewusst und Überbewusst. Diese drei Ebenen können wir auch Körperbewusstsein, Seelenbewusstsein und geistiges Bewusstsein nennen.

Schauen wir uns die energetischen Strukturen einmal etwas genauer an: Das siebte Chakra (Scheitelchakra) ist unsere Verbindung zum geistigen Bewusstsein. Über das Energieband (Nebenchakra des siebten Chakras) können Informationen in den hinteren Bereich des sechsten Chakras (Stirnchakra) fließen. Eine starke energetische Struktur in diesem Teilstück weist darauf hin, dass Intuition (Geistesblitz) vorhanden ist. Ist die Energie in dem Abschnitt ständig präsent, entsteht Medialität (Vermittlung). Wird die energetische Struktur mit meditativen Übungen trainiert, kann ein Dialog zwischen dem tagesbewussten Denken und der Geistigen Welt entstehen (Sprechmedien). Wir sollten aber nicht vergessen, dass der wahre Vermittler zwischen diesen beiden Welten das psychisch-seelische Bewusstsein ist und nicht etwa das Energieband.

Wenn wir das Energieband nach hinten weiterverfolgen, erreichen wir den Trafo. Wie ich bereits erwähnte, hat er die Funktion eines steuernden Elements zwischen den seelischen Energien (die Seele wohnt in den Chakren) und dem Nervensystem. Das Energieband verknüpft also drei Dimensionen des Seins, und über diese Verbindung – mit der Schaltstelle Trafo – hat die Geistige oder göttliche Welt direkten Zugang zum Körper. Dabei ist die Qualität der Vermittlung über das Energieband abhängig von der seelischen Stärke und Erfahrung des betreffenden Menschen. Offenbar kommt die seelische

Stärke, Kreativität und Dynamik über dieses Nebenchakra zum Ausdruck und kann dort von sensitiven Menschen erfühlt werden. Genauere Aussagen über die Schwächen und Stärken des Energiebandes können gemacht werden, wenn man die entsprechenden Werte mit dem VivoMeter und der Abtastelektrode ermittelt, vorausgesetzt, man hat Erfahrung im Umgang mit unserer Einhandrute, einem radiästhetischen Gerät.

• • •

Bei den ersten Messungen, die ich in diesem Energieband vornahm, stieß ich auf energetische Ausfälle und Turbulenzen, die ich überhaupt nicht einordnen konnte. Es war eigenartig. Klienten mit der gleichen Erkrankung hatten in allen anderen Chakren auch die gleichen Messergebnisse. Nur die Ergebnisse der Messungen im siebten Nebenchakra fielen völlig unterschiedlich aus. Die meisten Störungen waren im oberen Bereich beziehungsweise direkt am Scheitelpunkt zu finden. Bei älteren Menschen konnte ich ab und zu auch Störfelder im unteren Bereich des Energiebandes ausmachen. Schließlich brachte mir eine Klientin die Lösung.

Die Frau war vierzig Jahre alt, und ich hatte sie schon dreimal wegen einer Allergie behandelt – immer ohne Erfolg. Siebzig Prozent meiner Allergie-Klienten sind nach einer bis drei Behandlungen symptomfrei. In so hartnäckigen Fällen suche ich dann in allen Bereichen nach dem Verursacher, kontrolliere alle Energiesysteme, angefangen von der Aura über die Meridiane bis hin zu den Chakren und Nebenchakren. Außerdem suche ich in der Nahrung, im Umfeld und in den Zähnen der Klienten nach versteckten Verursachern. Diese zeitlich sehr aufwändige Analyse erbrachte bei der betreffenden Frau lediglich ein kleines, aber kräftiges Störfeld im Energieband, etwa eine Daumenbreite vom Mittelpunkt des Kopfes entfernt. Im Abschlussgespräch nach einer erneuten Allergiebehandlung erfuhr ich, dass sie seit ihrem zwölften Lebensjahr unter dieser Allergie litt.

Eine andere, etwas jüngere Klientin hatte das gleiche Problem – eine schon zweimal erfolglos behandelte Allergie. Wieder nahm ich eine umfassende energetische Untersuchung vor und fand auch bei dieser Frau ein Störfeld im Energieband, eine Daumenbreite vom Scheitelpunkt entfernt. Diesmal fragte ich aus einem Impuls heraus: »Seit wann haben Sie die Allergie?« »Zwischen meinem zwölften und meinem dreizehnten Geburtstag hat es angefangen«, lautete ihre Antwort.

Daraufhin nahm ich mir vor, ab sofort jeden Allergiker an diesem Kopfpunkt auszutesten, denn ich vermutete, einen Allergiemesspunkt gefunden zu haben. Dies bestätigte sich *nicht*. Der Punkt war bei den meisten von mir getesteten Allergikern störungsfrei.

Weil ich mit meinen Untersuchungen nicht weiterkam, fragte ich in der »Chefetage« bei meinem Geistführer nach. Seine Antwort verblüffte mich:

»Dieses siebte Nebenchakra registriert alle unerlösten Konflikte, alle Schockerlebnisse und alle Traumata des Menschen.«

Erneut war die Durchsage kurz und bündig, und ich verstand: Jetzt war ich wieder am Zug!

Aufregende Wochen lagen vor mir. Messungen an verschiedenen Klienten, Fragen nach Konflikten und Turbulenzen im Leben, nach eventuellen Problemen bei der Geburt oder in der Kindheit, und so weiter.

Nach diesen Erhebungen war klar: Das Energieband ist ein *Lebenskalender.* Alle Schocks und traumatischen Erlebnisse in der Biografie des Klienten werden dort registriert und bleiben so lange als Störfelder im Lebenskalender gespeichert, bis sie vom Gesamtbewusstsein erlöst werden – wenn das überhaupt je geschieht. Bei vielen älteren Klienten fand ich messbare Turbulenzen im Lebenskalender, die noch aus der Kindheit stammten. Und obwohl die Klienten viel unternommen hatten, um diese Kindheitserlebnisse zu bewältigen, waren sie noch Jahrzehnte später spürbar vorhanden.

Nun stellten sich mir zwei weitere Fragen: »Geben die Störfelder im Lebenskalender Hinweise auf die körperlichen oder psychischen Erkrankungen, die von ihnen hervorgerufen werden, und können sie durch energetische Methoden geheilt werden?«

Das möchte ich mit Beispielen aus der Praxis beantworten. Lassen Sie mich vorher nur noch kurz festhalten:

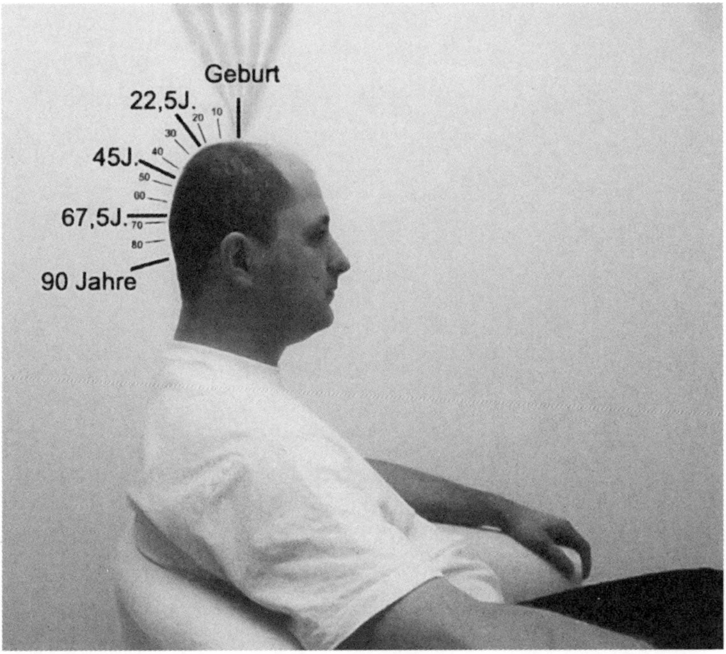

Der *Lebenskalender*, wie ich das siebte Nebenchakra nenne, beginnt mit der Geburt am Scheitelpunkt des Kopfes, an dem die Kundalini austritt. Von hier aus verläuft er als Band weiter zum Atlas beziehungsweise bis etwa zum 90. Lebensjahr. Das ist der Bereich, in dem wir die durch Traumata entstandenen Störfelder messen.

Lebensmittelallergie und Asthma

Auf dem Weltkongress für Geistiges Heilen in Basel gehörte ich zu einer Heilergruppe, die unter Aufsicht mehrerer

Ärzte ausgesuchte Klienten behandelte. Einer meiner Klienten war ein sechzigjähriger Mann. Er war Lebensmittelallergiker und hatte starkes Asthma. Meine energetische Diagnose ergab unter anderem eine Turbulenz im Lebenskalender. Diese lag im 14. bis 16. Lebensjahr und deutete auf Krampf, Spannung und Auseinandersetzung hin. Der Klient bestätigte, dass sein Asthma in dieser Zeit von der Schulmedizin als allergisches Asthma diagnostiziert worden war. In späteren Jahren war dann noch eine Lebensmittelallergie hinzugekommen. Ich gab ihm also eine normale Allergiebehandlung und ließ im Anschluss daran das Energieband in der Zone um das 15. Lebensjahr von meinem geistigen Helfer stabilisieren. Dann empfahl ich dem Klienten (wie ich es bei jedem Lebensmittelallergiker tue), jetzt die Produkte zu essen, welche die schwersten Reaktionen bei ihm ausgelöst hatten. Eine Reaktion blieb aus, die Lebensmittelallergie war weg.

Am nächsten Tag spürte der Klient beim Frühstück wieder leichte allergische Reaktionen, und sein Asthma zeigte sich erneut. Meine Nachmessungen ergaben leichte Abweichungen vom gesunden Erscheinungsbild. Da die Messpunkte am Vortag, direkt nach der Behandlung, in Ordnung gewesen waren, war das ein Rückschlag. Im Lebenskalender des Klienten war das 14. bis 16. Lebensjahr jedoch weiterhin störungsfrei. Hier war also noch alles stabil. Dafür zeigte sich eine kräftige Störung im 36. Lebensjahr, die am Tag zuvor so schwach gewesen war, dass ich sie nicht weiter beachtet hatte.

Nun wollte ich genau wissen, was sich in den Jahren, die mir als gestört angezeigt worden waren, ereignet hatte. Der Klient berichtete: »Zwischen meinem 14. und meinem 16. Lebensjahr hatte ich schwere Auseinandersetzungen mit meinem Vater, und zwar wegen meiner beruflichen Ausrichtung. Es kam zu einem totalen Zerwürfnis mit ihm, das bis heute nicht behoben werden konnte. In meinem 36. Lebensjahr gab es Krach in der Firma, bei der ich als Angestellter tätig war. Diese Auseinandersetzung führte dazu, dass ich kündigte und mich selbstständig machte, um meinem Chef zu zeigen, dass meine beruflichen Auffassungen richtig waren. Der Erfolg gab mir Recht, aber das Drama ist, dass ich diesen Beruf eigentlich niemals ausüben und mich schon gar nicht damit selbstständig hatte machen wollen.«

Die Beschwerden des Klienten waren durch ständige Manipulation von außen und dadurch hervorgerufenem inneren Ärger und Groll ausgelöst worden. Die unerlösten Konflikte hatten zu einer starken Störung im Lebenskalender und schließlich zur Erkrankung geführt. Mit Hilfe meines Geistführers ließ ich nun eine zweite Behandlung folgen. Gemeinsam konnten wir die in der Vergangenheit liegenden Turbulenzen löschen und eine gut fließende Energiebahn erreichen.

Am nächsten Tag hatte ich einen glücklichen Menschen vor mir. Die Allergien waren ebenso verschwunden wie seine asthmatischen Beschwerden. Sein Lungenvolumen, das vorher zwei Liter betragen hatte, war über

Nacht auf 4,5 Liter angestiegen, und er konnte endlich wieder mühelos Treppen steigen.

Vielleicht denken Sie jetzt, dass eine Psychotherapie zum selben Ergebnis geführt hätte, aber dieser und alle anderen Klienten, mit denen ich es in dieser Zeit zu tun hatte, waren längst austherapiert und hatten bereits alle möglichen Heilmethoden ausprobiert.

Lebensmittelallergie nach einem Schock

Der Arzt, der mich beim Heilerkongress in Basel beaufsichtigte und all meine Behandlungen begutachtete, hatte einen achtjährigen Sprössling, der unter einer Lebensmittelallergie litt. Sein Sohn reagierte so stark und spontan auf kleinste Mengen Allergie auslösender Stoffe, dass er immer eine Spritze mit Gegenmitteln für den Notfall bei sich führen musste, wenn er sich außerhalb des elterlichen Hauses bewegte.

Im Lebenskalender des Jungen fand ich den Zeitpunkt seiner ersten allergischen Reaktion, zwischen dem dritten und dem fünften Geburtstag, aber weder er selbst noch sein Vater konnte mir sagen, was sich in dieser Zeit ereignet und einen solchen Schock bei ihm ausgelöst hatte. Dass es ein gravierender Schock gewesen sein musste, zeigten die Messergebnisse.

Weil ich genauso dringend wie der Vater des Jungen etwas über den Auslöser der Allergie erfahren wollten, bat ich meinen Geistführer, mir während der Behandlung zu zeigen, was sich in der fraglichen Zeit im Leben des Jungen zugetragen hatte, und in der folgenden Behandlung harmonisierte mein Geistführer die Turbulenzen im Lebenskalender des Jungen. Während dies geschah – ich selbst befand mich in einer leichten Trance – wurde mir gezeigt, wie ein Spielkamerad des Jungen einen Unfall hatte, bei dem sehr viel Blut floss.

Der Unfall seines Freundes hatte bei meinem kleinen Klienten jenen heftigen Schock ausgelöst, der für die Turbulenzen in seinem Lebenskalender ebenso verantwortlich war wie für die Entstehung seiner Allergie.

Nun, nachdem die Situation mit geistiger Hilfe aus dem Lebenskalender gelöscht worden war, behandelte ich den Jungen an den Allergiepunkten. Dann machte ich einen Test mit Marzipan, das nach Aussage des Vaters immer heftigste allergische Reaktionen bei dem Jungen hervorgerufen hatte. Der Test zwischen dem Allergiemeridian und dem Produkt – ich teste immer nach der Behandlung die Allergie auslösenden Stoffe auf Verträglichkeit –, zeigte keinerlei Auffälligkeiten.

Also machten wir die Essprobe. Der Vater stand mit einer Notfallspritze bereit, als sich der Junge ein Stück Marzipan in den Mund schob. Man kann ja nie wissen. Doch jede allergische Reaktion blieb aus. Mittlerweile sind viele Jahre vergangen, und der Junge hat seither keine allergische Reaktion mehr gezeigt.

ꟹ • • • ꟹ

Beide Klienten, der Lebensmittelallergiker mit dem Asthma und der Junge mit dem Schock, wurden unter ärztlicher Aufsicht und vor laufenden Fernsehkameras behandelt. Für den Heiler ist das eine extrem erschwerte Situation: grelles Licht, Zwischenfragen und viel Unruhe im Raum. Dass es trotzdem zur Heilung kam, liegt an der alles durchdringenden geistigen Kraft, die bei der Behandlung über meine Hände in den Lebenskalender floss und das Drama auslöschte. Wenn ein Schock oder ein anderes traumatisches Erlebnis für eine Krankheit verantwortlich ist und sich im Lebenskalender als Störfeld bemerkbar macht, lösen sich Krankheitssymptome oft in wenigen Tagen, manchmal sogar spontan auf. Das setzt natürlich voraus, dass der geistige Helfer eines Heilers das Trauma auflösen darf.

Fibromyalgie – Weichteilrheuma

Auch Silvia Wittlin, die nächste Klientin – deren Namen ich an dieser Stelle mit ihrer Erlaubnis nennen darf –, wurde unter ärztlicher Aufsicht behandelt, diesmal in einer Arztpraxis. Sie litt seit fast zehn Jahren unter Fibromyalgie, einer Krankheit, die zum rheumatischen Formenkreis (Weichteilrheuma) gehört. Hier schildert sie ihr Krankheitsbild mit eigenen Worten:

»Zu Beginn meiner Krankheit hatte ich oft Kopfschmerzen und grippeähnliche Symptome. Ich arbeitete bei einer Privatbank im Kommerzbereich als Stellvertreterin des Chefs, und das ohne jeden Lehrabschuss. Meine Beförderung auf eine Stelle mit Unterschriftsberechtigung brachte große Belastungen mit sich, denn ich übte meinen Beruf mit viel Herz aus. Oft war ich der Ansicht, ich sei vielleicht überlastet und habe deswegen Kopfschmerzen. Aber dem war nicht so. Die Symptome wurden täglich stärker, so dass ich schließlich einen Arzt aufsuchte. Der Mediziner hat nichts gefunden, aber weil ich gleichzeitig einen Schnupfen hatte, verordnete er mir Antibiotika und schrieb mich krank. So weit so gut; nach zwei Wochen Ausruhen war ich wieder im Büro, nach drei Wochen hatte ich einen akuten Rückfall. Ich wurde ins Krankenhaus gebracht, weil ich 40 Grad Fieber hatte. Dort bekam ich Psychopharmaka in Form von Infusionen, damit sich meine Muskeln entspannten, denn man hatte anhand der ›Tenderpoints‹ festgestellt, dass ich an Fibromyalgie litt. Die Diagnose war erschreckend, bedeutete sie doch, dass ich mit 38 Jahren in Frührente gehen musste.

Nun zu meinen Beschwerden: Diffuse Schmerzen waren meine ständigen Begleiter. Außerdem hatte ich Depressionen, weil ich nicht mehr arbeiten konnte. Ich war an einem Tiefpunkt angekommen und wurde zusehends bettlägerig. Gott sei Dank blieb mir die schlechte Erfahrung erspart, von Arzt zu Arzt gehen zu müssen, weil mein Hausarzt sehr gut wusste, wie er mich begleiten konnte. Trotzdem wurden meine Besuche in anderen Praxen immer häufiger, und auch mein Hausarzt machte immer mehr Besuche bei mir, denn die Schmerzen, die ich durch die Fibromyalgie hatte, waren wirklich unerträglich, und manchmal half mir nur noch das Gebet, um meine Moral oben zu halten.

Sie fragen mich, was ich versucht habe? Glauben Sie mir, ich habe vieles probiert. Positives Denken zum Beispiel. Es führte vorwiegend dazu, alles in Frage zu stellen – die Ärzte im Krankenhaus und die vielen Medikamente, die ich jahrelang einnehmen musste. Ich setzte hinter alles ein Fragezeichen. Ich ging auch zur Physio und zur Gesprächstherapie, aber das brachte alles nichts oder nur für den Moment der Konsultation. Es folgten Jahre der Schmerzen trotz der Medikamente, und oft habe ich Alkohol konsumiert, um die Schmerzen einen Moment lang zu betäuben. Ich bin dankbar, dass ich nicht süchtig geworden bin, aber in Kombination mit den Medikamenten war es wirklich genug.

Ich wagte mich nicht mehr allein auf die Straße, weil ich Angstzustände hatte, die mir das Leben in der Öffentlichkeit unmöglich machten. Ich zog mich immer mehr zurück und war regelrecht an mein Bett und meine Wohnung gekettet. Die Ärzte im Krankenhaus sagten mir, dass ich mit dieser Krankheit leben und immer weiter Medikamente einnehmen müsste. Nur mein eigener Hausarzt, der übrigens sehr gläubig ist, hat einmal zu mir gesagt: ›Silvia, ich weiß, Sie werden diese Krankheit eines Tages überwinden.‹ Er hat immer an mich geglaubt, obwohl auch er mir natürlich Tabletten gegen die Schmerzen verschrieben hat.

Wie Sie wissen, hat mein Leben vor zwei Jahren an Weihnachten eine Wende genommen. Ich habe kurzentschlossen alle Medikamente weggeworfen und achtzig Tage lang gefastet. Ich habe meine Ernährung umgestellt und achte seitdem auf meinen Säure-Basen-Haushalt. Auch habe ich mich mit täglicher Meditation auf die Heilung durch Sie, Herr Krohne, vorbereitet, obwohl ich noch gar nicht wusste, dass es Sie gibt …«

An dem Tag, an dem Frau Wittilin mich konsultierte, warteten noch einige andere schwere Fälle auf mich, und damit ich die Klienten schneller und dynamischer behandeln konnte, assistierte mir meine inzwischen leider verstorbene Frau Anneli, die selbst eine Heilerin war. Als Erstes analysierten wir das gesamte Energiesystem der Fibromyalgie-Klientin. Unsere Messungen ergaben, dass sie ein aggressives, gegen den eigenen Körper gerichtetes Immunsystem hatte. Ihr Säure-Basen-Haushalt war gestört und die Zellregeneration blockiert. Im Lebenskalender konnten wir eine Reihe von Blockaden und Turbulenzen zwischen dem 6. und dem 14. Lebensjahr ausmachen, die eindeutig in Zusammenhang mit dem Krankheitsbild standen. Ein kurzer Dialog mit meinem Geistführer ergab: Der Lebenskalender *darf* behandelt, Erinnerungen können gelöscht werden.

Wir besprachen nun unsere Vorgehensweise, die unter anderem darin bestand, die Heilungssuchende während der Behandlung »abzulenken«. Sie sollte nicht an die traumatisierende Zeit denken. Wir baten sie deshalb, langsam aber laut rückwärts zu zählen, sobald wir mit dem Heilritual begonnen hatten. Dann stimmten wir uns auf die Behandlung ein, ich legte meine Hände an den Kopf der Klientin, auf das Stirnchakra, und bat meine Frau, das Herzchakra zu stabilisieren.

Während der Energieübertragung ging die Klientin in eine leichte Trance, und mein Geistführer kam mit großer Kraft durch. Die Energieübertragung war so stark und eindeutig, dass ich sofort wusste: Das ist eine *Spontanheilung*. Der gesamte Heilungsvorgang dauerte nur etwa fünf Minuten. Und tatsächlich: Danach waren alle Schmerzen und sämtliche Krankheitssymptome aufgelöst. Sie waren ganz einfach verschwunden.

Um in die Behandlungsräume zu gelangen, musste man eine Treppe hochsteigen. Vor der Behandlung war unsere Klientin von ihrer Freundin nach oben gebracht worden und hatte mühsam Stufe für Stufe erklommen. Jetzt ging sie allein die Treppe hinunter und wieder hinauf, ganz ohne Schmerzen, als wäre es nie anders gewesen.

Heilungen, die überschaubar sind, werden von unserem Verstand akzeptiert, auch wenn dabei deutlich mehr geschieht als in einem natürlichen Heilungsprozess. Aber wenn wir – wie in diesem Fall – Zeuge werden, wie ein kranker Mensch, der sich nur mühsam bewegen konnte und darüber hinaus ängstlich und depressiv war, weil sein Körper keine Vitalität mehr hatte, innerhalb von Minuten gesundet, versagt unser Verstand.

Was bleibt uns nach einer solchen Erfahrung anderes übrig, als an Wunder zu glauben oder an Gott, für den alles möglich ist? Auf jeden Fall prägt ein solches Heilungserlebnis den Menschen, egal ob er als Klient oder als Zeuge daran teilgenommen hat. Die Gefühle, die dabei hochkommen, sind überwältigend.

Ich habe die Klientin, von deren Heilung gerade die Rede war, gebeten, den Heilungsvorgang aus ihrer Sicht zu beschreiben. Hier folgt ihr Bericht:

»Wir hörten, dass Doktor Schaub einen Geistheiler eingeladen hat, und gingen zu dem Vortrag, den er hielt. Davon waren wir so hellauf begeistert, dass wir uns gleich für den nächsten Tag einen Termin in der Praxis geben ließen. Es war der letzte Termin um 18 Uhr mit Horst Krohne und seiner Gattin. Ich erzählte Herrn Krohne, warum ich gekommen war, und dann durfte ich an einer wunderbaren Geistheilung teilhaben.

Während ich Herrn Krohne sagte, ich sei wegen meiner Fibromyalgie gekommen, hat sich in wenigen Minuten alles in mir aufgelöst. Beim Rückwärtszählen fiel ich in einen ›Tiefenzustand‹, in dem ich jedoch merkte, dass mir die Geistige Welt zusammen mit Herrn Krohne etwas aus dem Kopf herausoperierte. Ich spürte, wie man mir die Schädeldecke auf- und dann wieder zumachte.

Als ich aus meinem ›Tiefenzustand‹ zurückkam, saß Herr Krohne lächelnd auf seinem Stuhl, und Frau Krohne stand hinter mir. Im ersten Moment sagte ich nur zu Herrn Krohne: ›Sie kommen mir vor wie Gott, der mir meine Gesundheit zurückgegeben hat.‹ Er lächelte mich an und sagte: ›Ich bin aber nicht Gott!‹ – Da musste ich unheimlich weinen. Es war ein Moment tiefster Dankbarkeit. Ich fühlte mich wie neugeboren, war schlicht und einfach ein ganz neuer Mensch. *Ich war gesund!* Frau Krohne sprach von einer *Spontanheilung*. Sie redete mit meiner Freundin, die neben mir saß. Ich selbst hörte gar nicht mehr zu, denn innerlich überlegte ich schon: ›Na Silvia, was unternimmst du nachher mit Esther? Wir waren schon lange nicht mehr zusammen in der Stadt.‹ Ich hörte auch nicht, wie Herr Krohne sagte, dass ich für immer geheilt sein würde, wenn ich innerhalb einer Woche keine Schmerzen mehr hätte.

Dann verabschiedeten wir uns voneinander, und ich hatte das Gefühl, soeben neu geboren worden zu sein. Ich spürte sogar meine Mutter hinter mir. In Wirklichkeit war es Frau Krohne, deren Hand noch auf meiner Schulter lag. Dazu muss ich sagen, dass meine Mutter und mein Vater schon verstorben sind. Aber sie kamen, um mir etwas zurückzugeben, was sie zu Lebzeiten nicht hatten gutmachen können. Ich bin in meiner Jugend von meinen drei Brüdern sexuell genötigt worden. Ich selber meinte immer, dies vergessen zu haben, doch offenbar war das nicht der Fall. Auch Herr Krohne hat bestätigt, dass er sah, dass es meine Eltern waren, die mit meinen Geschwistern zusammen zu mir kamen.

Seit der Behandlung habe ich fast nie mehr Schmerzen gehabt, von Fibromyalgie-Schmerzen ganz zu schweigen. Meinen Hausarzt habe ich auch nicht mehr aufsuchen müssen. Ich sagte ihm einfach, es gehe mir gut und ich würde meine Fibromyalgie nun mit Naturprodukten behandeln. Er war einverstanden ...

Nun will ich Ihnen noch erzählen, wie es mir heute, nach fast einem ganzen Jahr, geht. Ich brauche seit der Behandlung keinen Arzt und kein chemisches Medikament mehr. Mein Leben hat sich verwandelt und ist viel freudvoller geworden. Ich fahre wieder ohne Begleitung Zug, gehe allein in die Stadt und unternehme auch sonst viel allein, weil meine Lebenspartnerin ebenfalls berufstätig ist. Ich reise sogar allein ins Ausland.

Vor allem aber darf ich jeden Tag schmerzfrei aufwachen und spüre nur noch bei Wetterwechsel manchmal einen Druck im Körper, aber das ist eher selten. Ich habe seitdem nie mehr eine Grippe gehabt.«

In einem Brief an Dr. med. Beat R. Schaub, der an der Universität Basel promovierte und nach Tätigkeiten in Innerer Medizin, Allgemeinmedizin und Hals-Nasen-Ohren-Kunde eine Praxis für Psychiatrie und Psychotherapie gründete, schreibt dieselbe Klientin:

»Lieber Herr Dr. Schaub,

wie ich weiß, hat Frau Krohne mein Schreiben an Sie weitergeleitet, und Sie sind über meine Gesundung informiert. Nun macht es mir erneut Freude, Ihnen mitzuteilen, dass es mir gesundheitlich noch immer sehr gut geht. Ich werde bald fünfzig, und noch nie habe ich mich auf einen Geburtstag so sehr gefreut wie auf diesen. Es bleibt mir nichts anderes übrig, als weiterhin Sorge für meine Heilung zu tragen und meinem Schöpfer jeden Tag in tiefster Demut dafür zu danken, dass ausgerechnet ich in Ihrer Praxis geheilt werden durfte. Meine Freunde und auch meine Lebenspartnerin staunen noch heute jeden Tag, was aus mir geworden ist.

Es ist eine wunderbare Arbeit, die Sie für all Ihre Mitmenschen leisten. Und sollten Sie einmal nicht mehr fit sein, dann nehmen Sie sich Zeit und begeben Sie sich in die wunderbaren Hände von Horst Krohne, die Ihnen kraft der Geistigen Welt helfen werden.«

Die Kraft der befreiten Seele

Eine Frau Mitte fünfzig kam auf Empfehlung zu mir, obwohl sie, wie sie sagte, nicht daran glaubte, von mir Hilfe zu bekommen. An ihren beiden Füßen hatten sich die Zehen so stark nach innen verbogen, dass es aussah, als wolle sie mit den Füßen eine Faust machen. Aus ärztlicher Sicht konnte nur noch eine Operation etwas bringen. Der eine Chirurg wollte ihr die Zehen wegoperieren, ein anderer meinte, man müsse alle Sehnen durchtrennen, in einem Punkt waren sich beide Ärzte jedoch einig: Trotz Operation würde die Klientin gehbehindert bleiben. Auf meine Frage, wann sich die Zehen so verkrümmt hätten, bekam ich zur Antwort: »Erst vor zwei Jahren. Davor war ich immer gut zu Fuß und tanzte sehr gerne, was ja nun nicht mehr möglich ist.«

Ich begann jetzt mit meiner Untersuchung am Herzchakra und stellte eine Blockade der Körperbildekräfte fest; darunter verstehe ich das Bewusstsein, das immer weiß, wie alles im bestmöglichen Zustand sein sollte. Meine Erfahrung mit ähnlichen Erkrankungen sagte mir: Wenn die Körperbildekräfte schwächeln, hat die Seele die Verbindung zum Geist verloren, oder bestimmte Ereignisse, Meinungen und Glaubenssätze haben dazu geführt, dass die Schöpfung als ungerecht, lieblos oder sogar strafend angesehen wird.

Also suchte ich im Lebenskalender der Klientin nach Ereignissen, die ihr aktuelles Problem ausgelöst haben könnten. Das Einzige, was ich fand, war ein Energieausfall, der ungefähr drei Jahre zurücklag. Energielosigkeit beziehungsweise Energieausfälle deuten auf Erlebnisse hin, die etwas mit Sterben oder dem Tod zu tun haben. Vergleichsmessungen zwischen dem Herzchakra und der Störstelle im Lebenskalender ergaben dann auch einen direkten Zusammenhang. Folglich musste ein Ereignis vor etwa drei Jahren die Lebenssteuerung dieses Körpers so verzerrt haben, dass die Klientin ihren Lebensweg nicht mehr mit Leichtigkeit weitergehen konnte. Auf Nachfrage erfuhr ich, dass der Ehemann der Klientin vor drei Jahren unerwartet gestorben war.

Genau in einer Zeit, in der sich bei beiden ein ungewöhnlicher beruflicher Aufschwung abgezeichnet hatte, brach mit seinem Tod auf einen Schlag alles zusammen, und in der Klientin setzte sich zusätzlich der Gedanke fest: »Nie wieder werde ich von ganzem Herzen mit einem Mann tanzen. Das Leben ist ungerecht.«

Nachdem ich eine kurze Bitte »nach oben« geschickt hatte, wurde mir eine Erlösung des Traumas zugesagt, und ich begann mit der Behandlung. Zuerst wurde im Lebenskalender der Schock harmonisiert, anschließend das Herzchakra behandelt und zu guter Letzt wurden beide miteinander verbunden. Alle Nachmessungen ergaben die besten Werte. Nach einem abschließenden Gespräch, in dem die Klientin nochmals zum Ausdruck brachte, dass meine Behandlung wohl einiges bewegt haben dürfte, verabschiedeten wir uns.

Im Gespräch mit ihr hatte ich erfahren, dass es in ihrem Leben und auch im Leben ihres verstorbenen Mannes wenig Spielraum für das Spirituelle gegeben hatte. Ihre Schwester hatte mich ihr empfohlen. Diese Schwester, von der ich wusste, dass sie spirituell dachte, rief ich nun an und bat sie, ein wenig auf ihre kranke Schwester einzuwirken, nach dem Motto: »Wenn du dich dem Geist nicht öffnest, kann er nicht zu dir kommen.«

Drei Tage später rief mich die Schwester an: »Heute Morgen«, sagte sie, »hörte ich meine Schwester im Bad rufen: ›Nun reicht es aber. Hilfe! Das geht doch nicht mit rechten Dingen zu.‹« Sie war daraufhin ins Bad gestürzt, wo ihre Schwester unter der Dusche stand und ganz aufgeregt auf ihre Füße zeigte. »Schau, meine Zehen, die sind wieder gerade. Das gibt es doch gar nicht!«

Durch das Löschen des Schockerlebnisses war die Seele wieder frei geworden und konnte den Körper erneut erreichen. Sicherlich hatten die Gespräche mit ihrer Schwester dazu beigetragen, dass die Klientin die Heilung annehmen konnte, aber so ganz habe sie es nie für möglich gehalten, betonte sie immer wieder.

Ein Andenken an ihre Behinderung ist ihr jedoch geblieben. In dem Moment, in dem sie erkannte, dass ihre Zehen nicht mehr krumm waren, war ihr ein »Nun reicht es aber« entfahren. Nicht Dankbarkeit oder Freude war ihre erste Reaktion gewesen, sondern Erschrecken, und das führte dazu, dass einer ihrer Zehen krumm blieb – bis auf den heutigen Tag.

Auch bei dieser Frau setzte nach der Heilung ein Wandlungsprozess ein, wie man ihn immer wieder bei Menschen beobachten kann, die durch Geistiges Heilen gesund wurden. Ihre Schwester berichtete mir, dass sie regelrecht aufblühte, die Trauer um ihren verstorbenen Mann löste sich auf und ihre unbekümmerte Art kehrte zurück.

Eines steht fest: Korrekturen über den Lebenskalender setzen deutlich mehr seelische Dynamik frei als andere Methoden der Geistheilung. Mir kommt jede erfolgreiche Behandlung über den Lebenskalender wie eine Befreiung aus einem Kerker vor. Und wenn die Freiheit kommt, setzt die Seele ungeahnte Fähigkeiten ein, die mich immer wieder in Staunen versetzen.

Ein gerader Rücken nach siebzig Jahren

An meiner ersten Jahresfortbildung für Heiler in Frankfurt am Main, wo wir damals regelmäßig Veranstaltungen abhielten, nahm ein achtzigjähriger Mann teil, der noch kleiner wirkte, als er ohnehin schon war, weil er einen stark gekrümmten Rücken hatte. Seine Wirbelsäule war so sehr gebogen und dazu noch verdreht, dass es ihm nur mit großer Anstrengung gelang, den zum Boden gesenkten Kopf aufzurichten, um sein Gegenüber beim Gespräch anschauen zu können.

Bis zu seinem 65. Geburtstag hatte der Mann als Masseur gearbeitet. Sein Wissen über den menschlichen Körper und seine liebevoll unbekümmerte Art machten ihn bei anderen Kursteilnehmern sehr beliebt. Wir versuchten mehrmals, seine Wirbelsäule mit geistigen Methoden aufzurichten, und im Laufe vieler Monate gelang es uns auch ein wenig, doch dann zeigte sich bei ihm eine Art Sperre. Nichts bewegte sich mehr.

In einem später stattgefundenen Wochenendseminar – er kam immer wieder, um zu lernen und zu verstehen – versuchte ich es noch einmal. Ich verband mich mit meinem Geistführer und bat ihn, die Wirbelsäule des Mannes zu begradigen. Als ich meine Bitte vortrug, bekam ich zur Antwort: »Schau dir doch mal seinen Lebenskalender an. Dort sollten wir anfangen.«

Zu dieser Zeit hatte ich den Lebenskalender zwar bereits entdeckt, doch meine Erfahrungen mit der Vielzahl von Möglichkeiten, die diese Methode bietet, waren noch lange nicht ausgereift. Ich konnte mir damals auch nicht vorstellen, dass eine von Kindheit an verkrümmte Wirbelsäule mit Störungen im Lebenskalender in Zusammenhang gebracht werden könnte.

Die Messungen im Lebenskalender ergaben starke Turbulenzen zwischen dem 6. und dem 16. Lebensjahr. Als ich ihn fragte, wie denn seine Jugend gewesen sei, erzählte der jetzt achtzigjährige Mann uns: »Wir waren fünf Brüder. Ich war der jüngste und kleinste, meine Brüder waren alle wesentlich größer als ich. Unser Vater war äußerst herrisch, und ich würde sagen, auch cholerisch, und ich bekam ständig Prügel von ihm, weil ich nicht wachsen wollte. Oft brüllte er mich an: ›Du bist nicht mein Sohn. Du bist nicht von mir, in meiner Familie gibt es keine Zwerge.‹ Bis zu meinem 16. Lebensjahr wurde ich ständig beschimpft, geschlagen und gedemütigt. In dieser Zeit begann sich mein Rücken zu verkrümmen. Als ich sechzehn Jahre alt war, starb mein Vater und ich ließ mich in einem Krankenhaus zum Krankenpfleger und Masseur ausbilden.«

Nachdem er mit seiner Erzählung fertig war, gingen wir zur Heilung über. Der Lebenskalender wurde mit geistiger Hilfe von allen Turbulenzen befreit, und dann wurden Herzchakra und Wurzelchakra gestärkt und verbunden. Nun versuchte ich die Muskeln, Sehnen und Bänder mit gepolten Händen zu entkrampfen und ging dann mit ein wenig körperlicher Kraft an die Wirbelsäule, weil ich sie begradigen wollte.

Was ich eigentlich gar nicht erwartet hatte, trat ein: Die Wirbelsäule gab weich nach, richtete sich unter meinen Händen auf und wurde nahezu gerade.

Es blieb nur eine leichte Krümmung zurück, wie man sie bei alten Menschen oft sieht.

Das war für alle Anwesenden ein Augenblick, den sie sicher nie vergessen werden.

Innerhalb weniger Minuten stand ein anderer Mensch vor uns, der uns plötzlich riesengroß vorkam.

Als er merkte, was mit seiner Wirbelsäule geschehen war, fing er an zu weinen, ging von Teilnehmer zu Teilnehmer und bedankte sich überschwänglich. Alle waren zutiefst gerührt, umarmten ihn und freuten sich mit ihm. Mehr als sechzig Jahre lang war sein Rücken um 80 Grad nach vorn gebogen gewesen, und nun stand er aufrecht, in seiner vollen Größe, vor uns.

Es war ihm unerklärlich, wie sich sein Körper ohne Schmerzen hatte aufrichten können. Er sagte: »Vierzig

Jahre lang habe ich Menschen massiert, aber nie habe ich erlebt, dass Verkrümmungen weich wie Butter wurden und sich einfach begradigt und aufgelöst haben!«

Die besten Heiler unserer *Schule der Geistheilung nach Horst Krohne*®, die alle mit ihren eigenen geistigen Helfern in Verbindung stehen, sind immer wieder erstaunt, wenn sie erleben, was durch das Harmonisieren des Lebenskalenders erreicht werden kann: mediale Heilungen mit zum Teil spontanen Regulierungen an Organen, Köperteilen und lebenserhaltenden Systemen; Heilungen, die aus dem Jenseitigen kommen und bei denen der Heiler als verbindendes Glied und energetischer Kanal fungiert; Heilungen, die durch Entmaterialisation oder Materialisation und Geisteschirurgie etwas im Körper des Kranken bewirken.

Das Heilen über den Lebenskalender findet auf einer anderen Ebene statt. Hier werden wichtige Elemente des seelisch-geistigen Schaltplans korrigiert, und was dann geschieht, ist eine reine Selbstregulierung des Empfangenden. Mit dieser Methode heilen wir nicht den Körper, sondern wir unterstützen die *Seele*, die aufgrund von dramatischen Erlebnissen den Kontakt zum Körper verloren hat. Wir befreien sie von Traumata, damit sie kraft ihrer eigenen göttlichen Existenz den Körper wieder erreichen kann.

Wenn dann die Selbstregulierung einsetzt, wird offenbar, dass die Seele über schöpferische Fähigkeiten verfügt, die mit den heute bekannten Naturgesetzen nicht zu erklären sind. Das Leben ist eben voller Wunder.

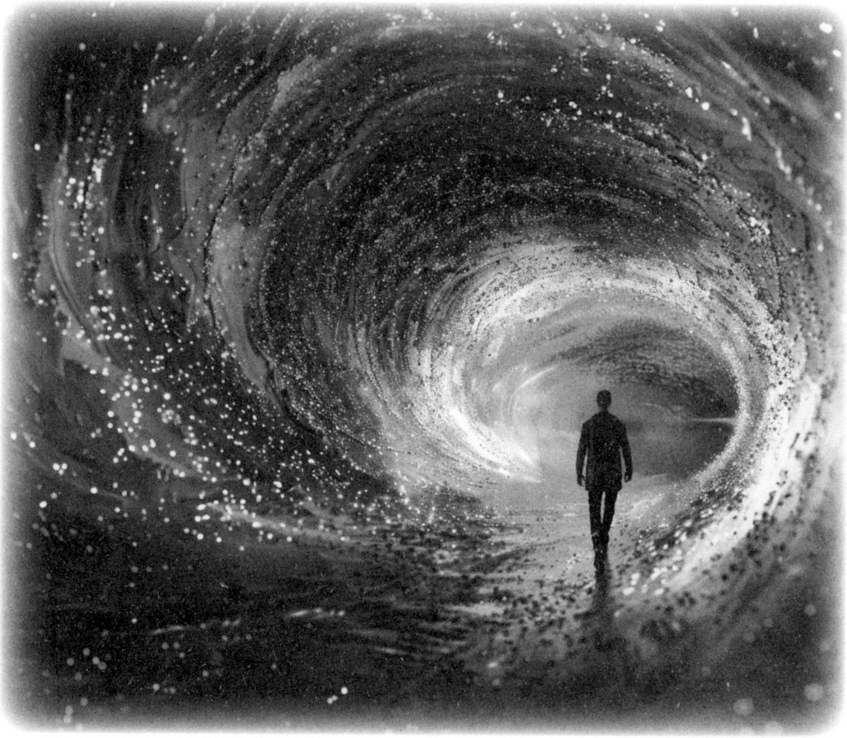

Zeitreisen und Spontanheilungen

In vielen Untersuchungen und Beschreibungen über Geistiges Heilen ist immer wieder von einem Phänomen die Rede, der *Spontanheilung*. In einem Untersuchungsbericht las ich über sogenannte Wunderheilungen: »Bei allen Heilungen fanden wir heraus, dass die Heilungsabläufe den biologischen Prozessen folgend abliefen. Das eigentliche Wunder ist die Geschwindigkeit der Heilung. Sie lief langsam oder schnell ab und manchmal sogar in einem biologisch nicht mehr erklärbaren Tempo.« Das stimmt mit meinen Erfahrungen überein. Es gibt immer wieder Regenerationen, die in keinen zeitlichen Rahmen passen.

Was ist Zeit? Was ist Raum?

Das sind die Fragen, die in Zusammenhang mit Spontanheilungen immer wieder gestellt werden. Eines Tages gab mir mein geistiger Führer auf die Frage »Was ist Zeit?« eine Erklärung, die ich nie vergessen sollte. Es kam damals zur folgenden Durchsage:

»Die Zeit ist ein Teil des kreativen Geistes.

Die Zeit ist der Stabilisator für das physische Universum.

Die Zeit ermöglicht es, dass alle Gesetzmäßigkeiten in der dreidimensionalen Welt ablaufen.

Wird der Stabilisator Zeit verändert, verändern sich die Gesetzmäßigkeiten in der physischen Welt.

Die Zeit fließt immer in Richtung Zentrum der Wahrnehmung, dadurch kommt die Zeit immer auf uns zu.

Im Zentrum der Wahrnehmung ist immer Gegenwart. Über den Faktor Zeit reflektiert sich die Dreidimensionalität zum Zentrum der Wahrnehmung.

Durch Verlagerung des Zentrums der Wahrnehmung kann der Fluss der Zeit verändert werden, die Zeit wird instabil, und Veränderungen der Gesetzmäßigkeiten in der physischen Welt können geschehen.

Je weiter unsere Wahrnehmung oder auch Betrachtung sich vom ruhenden Zentrum entfernt, um so schneller werden Bewegungen in der Dreidimensionalität.

Je weiter die Wahrnehmung, um so schneller läuft die Zeit bei gleichzeitiger Verzerrung der Realität.«

Bildlich gesprochen: Wir können uns die Zeit wie ein großes, sich drehendes Rad vorstellen. Je weiter sich unsere Betrachtung von der Nabe entfernt, um so größer ist die Geschwindigkeit, in der es sich bewegt. Entsprechend gilt: Je weiter unsere Betrachtung des Heilungsvorganges in größere Entfernungen verlegt wird, um so größer ist die Geschwindigkeit der Heilung.

Weitere ergänzende Durchsagen führten später zu einer erlernbaren Methode, die es in bestimmten Fällen möglich macht, den zeitlichen Ablauf während der Heilbehandlung zu verändern.

Alle Durchsagen über die Zeit liefen stets auf denselben grundsätzlichen Zusammenhang hinaus: Zeit ist eine Dimension in der Welt der Erscheinungsformen. Je weiter sich unser Bewusstsein in seiner Betrachtungsweise von der materiellen Welt entfernt, umso stärker sind zeitliche Abläufe veränderbar.

Hinzu kommt, was ich weiter vorne gesagt habe: Unser Bewusstsein ist in der Lage, alle Probleme im Geist aufzulösen. Wenn wir beide Aussagen zusammenführen und diesbezüglich unser Schwingungsmodell betrachten, können wir sagen: Transformieren wir ein Problem von der physisch-körperlichen über die energetisch-seelische Ebene in die geistige Dimension, so werden Zeit und Raum aufgehoben. Die Frage ist nun, wie sich das in unserer Lebenswelt Ausdruck verschafft.

Ich glaube, hier müssen zwei Bereiche auseinandergehalten werden. Kommt eine Heilinformation/Heilenergie aus dem Geistigen (dort gibt es Raum und Zeit in unserem Sinn nicht), ist sie in der Lage, zeitliche Abläufe und materielle Strukturen aufzuheben beziehungsweise zu verändern. Spontanheilungen, Materialisationen oder Endmaterialisationen können geschehen.

Daraus ergibt sich die Frage: Welche Möglichkeit haben wir, unsere Gesetzmäßigkeiten von unten nach oben in den zeitlosen Raum zu bringen? Mit Üben, dem Ausprobieren verschiedener Methoden und Warten auf weitere Durchsagen verbrachte ich fast zwei Jahre. Viele Anwendungstechniken und gedankliche Überlegungen hatten keinen Erfolg. Heute weiß ich, dass ich erst erfahren musste, wie es *nicht* geht.

Im Rahmen eines Vortrags über grenzwissenschaftliche Heil- und Diagnoseverfahren bekam ich erstmals Gelegenheit, eine neue Methode einzusetzen, die die Heilzeit verändert. Bei Vorträgen zu Themen, die jenseits der Naturwissenschaften liegen, treffe ich immer auf Kritiker, die alles ablehnen, was nicht naturwissenschaftlich zu erklären ist. So war es auch in diesem Fall. Als ich von der Möglichkeit sprach, ohne jedes Vorauswissen Krankheiten und Schmerzen in der Aura eines Menschen aufzuzeigen, wurde ich von einer Frau hart angegriffen. Ich solle doch diesen Blödsinn sein lassen, sagte sie. Da fragte ich sie, ob sie Schmerzen habe. »Ja, die habe ich, aber die werden Sie nicht finden«, gab sie zur Antwort, war dann aber doch bereit, es auf einen Versuch ankommen zu lassen. Ich nahm meinen Vivo-Meter zur Hand, eine Einhandrute, und begann etwa dreißig Zentimeter von ihrem Körper entfernt mit meinen Messungen in ihrer Aura. Nach fünf Minuten sagte ich: »Die einzige Schmerzstelle, die ich gefunden habe, ist in Ihrem rechten Knöchel.« Sie schaute mich groß an, zog das rechte Hosenbein hoch, und alle Anwesenden konnten sehen, dass sie einen Verband um den

Knöchel trug. Auf meine Frage, was das sei, sagte sie: »Ich hatte gestern einen Unfall beim Wandern. Ich bin umgeknickt, und ein Arzt hat mir diesen Stützverband angelegt.« Nach dessen Aussage sollte die Bänderzerrung noch einige Wochen bis zu drei Monaten für Schmerzen und Gehbehinderungen sorgen.

Ich bot der Frau an, ihr zu helfen, und als sie einverstanden war, setzte ich mich neben sie, nahm ihr verletztes Bein und legte es auf meine Knie.

Aus Erfahrung wusste ich, dass durch Behandeln mit gepolten Händen Linderung bei Zerrungen erreicht werden kann. Also schloss ich meine Hände um die verletzten Knöchel herum. Kaum hatte ich meine Hände in Position gebracht, meldete sich mein Geistführer und ich erhielt von ihm die folgende Durchsage:

»Lass deine Hände auf dem Bein liegen und geh in Gedanken in der Zeit voran. Stunde für Stunde. Du bist jetzt schon im nächsten Tag. Nun beschleunige deine Vorstellung. Du bist ein – zwei – drei Tage voraus. Beschleunige weiter. Du bist eine Woche – zwei Wochen – drei Wochen voraus. Beschleunige weiter. Du bist einen Monat – zwei Monate – drei Monate voraus. Nun bremse deine Zeitvorstellung ab. Du bist drei Monate in der Zukunft und siehst, wie deine Klientin auf ihren zwei gesunden Beinen tanzt!«

Während des Handauflegens befand ich mich in einer leichten Trance wie immer, wenn ich mit gepolten Händen beziehungsweise Chakrenenergie heile. Doch trotz meiner tiefen Entspannung hörte ich, wie die Klientin sagte: »Was machen Sie mit meinem Bein, ziehen Sie doch nicht so.« Und aus dem Zuschauerraum hörte ich jemanden sagen: »Er macht doch gar nichts, er legt doch nur seine Hände auf Ihr Bein!«

In der Zukunft – bildlich vorgestellt – sah ich die Frau tanzen, und zwar mit der klaren Gewissheit, dass ihr Bein völlig gesund war. Dann sagte mein Geistführer:

»Jetzt halte das Bild der tanzenden Frau fest und geh mit dieser Vorstellung in der Zeit zurück bis in die Gegenwart. Hole das Bild der tanzenden Frau langsam in die Gegenwart. Geh eine, zwei, drei Stunden zurück. Beschleunige deine Vorstellung. Geh eine Woche, zwei Wochen, drei Wochen zurück. Behalte die tanzende Frau mit ihren gesunden Beinen fest im Blick deiner Vorstellung. Beschleunige deine Zeitvorstellung. Geh einen Monat, zwei Monate, drei Monate zurück. Nun bremse deine zeitliche Vorstellung ab, immer mit der tanzenden Frau in deiner Vorstellung. Nun sage dir: ›Ich komme genau an dem Zeitpunkt an, an dem ich gestartet bin. Ich bin in der Gegenwart.‹ Halte das Bild des Tanzens noch ein wenig fest und sage dir: ›Das Bein ist völlig gesund!‹«

Während ich in der Zeit zurückging, hörte ich wieder, wie die Frau sagte: »Was machen Sie mit meinem Bein? Es wird ganz dick!« Und wieder kam von den Zuschauern: »Er legt doch nur seine Hände auf den Fuß.«

Ich löste mich aus dem Heilprozess und bat die Klientin, sich hinzustellen und ihren Fuß zu belasten. Ungläubig schaute sie mich an, machte ein paar Schritte und ging ohne ein Wort zu sagen aus dem Raum. Eine leichte Unruhe entstand unter den Zuschauern, und Stimmen waren zu hören: »Sie geht einfach ... ohne ein Wort des Dankes ... kritisiert nur und geht einfach raus ... eine unmögliche Person.« Ich wollte gerade mit meinem Vortrag fortfahren, als die Tür aufging und die Frau mit hochrotem Kopf wieder hereinkam. Erregt sagte sie: »Ich bin jetzt mehrere Etagen rauf und runter gelaufen. Alle Schmerzen sind weg. Sie ... Sie haben mich hypnotisiert.« Dann drehte sie sich um und verließ erneut den Raum.

Als sie die Tür hinter sich zuwarf, lachten und klatschten viele der Zuhörer. An eine Weiterführung des Vortrages war nicht mehr zu denken.

Aber eine befruchtende Diskussion rundete den Abend ab. Wie ich später erfuhr, hatte die Frau seit der Behandlung keine Beschwerden mehr und konnte ihr Bein ohne Probleme belasten.

Dieses Erlebnis beschäftigte mich sehr, und ich schwankte selbst zwischen Ungläubigkeit und Freude, Angst und Begeisterung. Sollte es tatsächlich möglich sein, in einer Heiltrance die Zeit mit Gedankenkraft zu verändern, oder täuschte mich mein Geistführer, machte seine Heilarbeit und ließ mich in dem Glauben, ich könne mit Hilfe meiner Vorstellung einfach etwas aus der

Zukunft in die Gegenwart holen? Nach ein paar Tagen kam ich gedanklich zur Ruhe und sagte mir, weiterprobieren, auf Gelegenheiten warten und das Ganze dann ohne Kontakt zur Geistigen Welt wiederholen. Die Gelegenheit dazu bekam ich sehr schnell.

• • •

Über Jahrzehnte hinweg behandelte ich jedes Mal, wenn ich in München Seminare gab, an freien Tagen Klienten in einer Arztpraxis.

Eines Abends besprachen wir gerade die anstehenden Fälle, als es klingelte und eine Klientin der Ärztin um Hilfe bat. Sie war in Reitkleidung, kam humpelnd herein und sagte: »Ich bin beim Absteigen vom Pferd umgeknickt.« Die Ärztin ließ sich den Fuß zeigen, der in einem Reiterstiefel steckte. »Da kann ich nichts machen«, sagte sie. »Sie müssen zu einem Orthopäden gehen. Der wird sich den Fuß ansehen und Ihnen dazu leider den Stiefel aufschneiden müssen, denn Ihr Fuß ist bereits so stark angeschwollen, dass Sie den Stiefel nicht mehr ausziehen können.« Dann fügte die Ärztin hinzu: »Ich habe gerade Herrn Krohne hier in der Praxis. Er ist Heiler, vielleicht kann er ihnen helfen.«

Ohne eine Erklärung abzugeben machte ich mich an die Heilarbeit und legte meine gepolten Hände auf den durch das angeschwollene Knöchelgelenk prall gefüllten Stiefel. In tiefer Heilentspannung ging ich gedanklich

Stunde für Stunde nach vorn in die Zukunft. Es war ein 12. September. Also ging ich in Gedanken durch den 13., 14., 15. September und so weiter in die Zukunft. Dann sah ich den Oktober, den November und den Dezember an mir vorbeiziehen und stoppte den zeitlichen Ablauf. Ich stellte mir vor, dass die Bänderzerrung am Fuß nach drei Monaten ausgeheilt war.

In meiner Vorstellung ließ ich die Frau nun auf einem Trampolin springen und sah, wie sie froh und ohne Beschwerden hüpfte. Dieses Trampolinspringen hielt ich gedanklich aufrecht und ging dann wieder durch die Zeit zurück bis in die Gegenwart. Hier angekommen freute ich mich darüber, dass meine Klientin wieder so hüpfen konnte, und löste mich aus dem Heilvorgang.

Die ganze Zeit hatte ich kein Wort gesagt, nur eine mentale Bitte meinem Geistführer vorgetragen. Nun bat ich die Klientin, ihren Fuß zu belasten. Sie machte ein paar Schritte, setzte sich, nahm den Stiefel in die Hände und zog ihn mühelos vom Fuß.

Die Schwellung und alle Schmerzen waren weg, der Fuß war wieder völlig in Ordnung.

Anschließend sprachen wir darüber, wie dieses Wunder wohl zustande gekommen war, aber ich vermied es, über meine gedankliche Zeitreise zu sprechen. Zu diesem Zeitpunkt hielt ich es für unmöglich, dass irgendjemand mir glauben würde, wenn ich sagte, der Mensch sei in der Lage, kraft seiner Vorstellungswelt die Zeit zu manipulieren. Und doch ist es so.

Heute weiß ich sehr genau, dass unser Bewusstsein unter bestimmten Bedingungen in der Lage ist, die Barriere der Zeit zu durchbrechen und Ergebnisse aus der Zukunft in die Gegenwart zu holen.

Mit dieser Methode kann vielen Menschen geholfen werden, aber nicht jedem. Wie bei allen Heilmethoden sind uns auch hier Grenzen gesetzt. Wir können Heilung nicht einfach tun oder erzwingen. Heilung kann nur geschehen, wenn die Seele und das Bewusstsein des Einzelnen und das kollektive Bewusstsein dies zulassen. Um diese Zulassung können wir als Heiler bitten, und oft wird sich dann Heilung einstellen.

Voraussetzungen für den Einsatz von Zeitreisen

In unserem Ausbildungsprogramm hat die Methode der Zeitreise mittlerweile einen festen Platz. Sie ist sehr leicht zu erlernen, wirkt erstaunlich schnell, ohne dass der Heiler dabei sprechen muss, und ist problemlos anwendbar für alle Beteiligten. Es müssen aber bestimmte *Voraussetzungen* erfüllt sein, und zwar folgende:

1. Der Heiler muss über starke Heilkräfte verfügen. Er muss zum Beispiel »gepolte Hände« einsetzen können und außerdem die bewusste Steuerung der Chakrenenergie beherrschen.

2. Es wäre gut, wenn der Heiler sich auch auf Astralreisen begeben könnte, denn auf Astralreisen wird die Erkenntnis gewonnen, dass Teile unseres Bewusstseins Raum und Zeit überwinden können.
3. Der Heiler muss es schaffen, während der Zeitreise über längere Zeit ein Bild von Vitalität und Gesundheit aufrechtzuerhalten.
4. Der schwierigste Punkt ist der Glaube. Der Heiler muss der festen Überzeugung sein, dass der Mensch Zeit und Raum überwinden kann und dass Zeitreisen auch wirklich möglich sind.

Am Anfang war ich überzeugt, dass diese Technik einzig und allein dann Wirkung zeigt, wenn dem Verletzten mit keiner anderen Behandlungsart (Operation, Einrenkungen) geholfen werden konnte. Spätere Erfahrungen zeigten mir, dass wir noch ganz andere Möglichkeiten haben. Wir können auch in die Vergangenheit gehen und dort helfend eingreifen. Diese Möglichkeit möchte ich wieder an einem Fall beschreiben.

In einem Kurs zur Heilerausbildung erklärte ich, was ich hinsichtlich der Zeitreise herausgefunden hatte. Heilprozesse aus der Zukunft, sagte ich, griffen nur, wenn ein Ausheilen biologisch noch möglich ist. Wurde durch eine Operation etwas weggenommen, kann es mit Hilfe einer Zeitreise *nicht* neu gebildet werden. Eine Teilnehmerin sagte daraufhin: »Schade, dann kann mir nicht geholfen werden.« Sie hatte eine alte Verletzung, die nach Aussagen der Ärzte nicht regenerierbar war. Vor etwa zehn Jahren war sie im Garten gestürzt und mit der Hand in eine Glasscheibe gefallen. Dabei hatte sie sich den Handballen bis zum Daumenknochen aufgeschnitten. Alles wurde im Krankenhaus ordentlich versorgt, aber durch die tiefe Verletzung waren die Nerven durchtrennt worden. Seitdem war ihr Daumen gefühllos. Viele Gläser und Tassen waren ihr schon entglitten, weil sie den Haltedruck ihres Daumens nicht mehr spürte.

Wir diskutierten weiter über unsere Möglichkeiten, mit Hilfe einer Zeitreise Ausgeheiltes in die Gegenwart zurückzuholen. Irgendwann tauchte dabei die Frage auf: »Wenn wir die Zukunft als Heilung einsetzen können, müsste das doch auch mit der Vergangenheit gehen, denn die Vergangenheit ist schließlich der Gegenpol der Zukunft, und beide gemeinsam erwirken die Gegenwart.« Ich sah keine Möglichkeit, wie Heilung aus der Vergangenheit in die Gegenwart geholt werden konnte. Vielleicht lag das daran, dass ich damals an den Lehrsatz glaubte: »Unsere Gegenwart ist das Produkt der nicht mehr veränderbaren Vergangenheit und der möglichen Entfaltung in die Zukunft.« Jedenfalls beendeten wir unsere Diskussion über die Zeit ohne ein Resultat und machten mit unserem Schulungsprogramm weiter.

Als Nächstes war eine Heilmeditation angesagt, die ich zu leiten hatte. Während dieser Meditation gingen meine Gedanken immer wieder zurück zu unseren Gesprächen über das Heilen aus der Vergangenheit. Das Thema ließ mich einfach nicht mehr los, und so kam mir der Gedanke, meinen Geistführer zu fragen. Vielleicht hatte er einen brauchbaren Hinweis. Es geschah, was ich nicht erwartet hatte. Ich bekam die klare Anweisung:

»Geh mit der gleichen Zeitvorstellung zurück zu dem Unfallgeschehen, verändere die Heilanwendung und nimm das verbesserte Resultat mit in die Gegenwart.«

Meine nächste Frage lautete: »Soll ich Ereignisse auflösen, die in der Vergangenheit stattgefunden haben?«

»Nein, das geht nicht. Aber du kannst den Prozess der Heilanwendung verändern und verbessern. Man kann nichts ungeschehen machen. Kraft deiner Imagination kann jedoch eine verbesserte Entwicklung aus der damaligen Vergangenheit in die damalige Zukunft geholt werden.«

Nach dieser Durchsage dachte ich mir einen Plan aus, um der Frau mit dem gefühllosen Daumen zu helfen. Ohne ihr genau mitzuteilen, was ich vorhatte, sagte ich: »Ich möchte Ihren Daumen mit Handauflegen behandeln, vielleicht gibt es eine Verbesserung.« Ich nahm ihre Hand in meine gepolten Hände und ging in der Zeit zurück – eine Stunde, zwei Stunden, drei Stunden. Dann beschleunigte ich auf einen Tag – zwei Tage, auf eine Woche – zwei Wochen – einen Monat – zwei Monate – ein Jahr – zwei Jahre, bis in das Unfalljahr. Hier bremste ich den

Zeitstrom ab und befand mich am Unfalltag in der Vergangenheit. Nun nutzte ich ihre genaue Erklärung der Ereignisse und sah in meiner Vorstellung, wie sie mit ihrer Verletzung in ein Krankenhaus gebracht wurde.

Jetzt begann ich, mir ein neues Szenarium vorzustellen. Der Unfallarzt sah sich die tiefe Wunde an und sagte: »Ich brauche sofort einen Neurochirurgen, der die durchtrennten Nerven wieder verbindet, denn wenn das nicht gemacht wird, hat sie später kein Gefühl im Daumen.« Ich stellte mir bildlich vor, wie beide Ärzte die Wunde versorgten, und nach dieser imaginären Behandlung ging ich einige Tage in die Zukunft und sah, wie die Klientin die ersten Bewegungen mit dem Daumen machte, und spürte, dass Gefühl darin war. Dann ging ich ein paar Wochen weiter. Die Wunde war gut verheilt, und die Klientin übte mit dem Ziel, der Hand und dem Daumen ihre normale Kraft wiederzugeben. Mit dieser geheilten und übenden Hand vor Augen reiste ich über Tage, Monate und Jahre wieder zurück in die Gegenwart. Hier angekommen hielt ich das Bild der gesunden Hand fest und war überzeugt: »Die Hand ist völlig in Ordnung!«

Als ich ihre Hand losließ, sagte die Frau: »Es hat bei Ihrer Behandlung andauernd in meinem Daumen gezuckt, und mir ist jetzt ganz heiß.«

»Betätigen Sie bitte Ihren Daumen«, bat ich sie. »Hat sich etwas verändert?«

Sie machte ein paar Übungen und fing an zu weinen. Die Gruppe war ein wenig ratlos, denn sie hatte nichts gesagt. Dann schaute sie in die Runde, und Glück strahlte aus ihren mit Tränen gefüllten Augen. »Ich kann meinen Daumen wieder fühlen«, rief sie.

Ich bat die Gruppe, vorläufig keine Fragen zu stellen. Wir wollten erst abwarten, wie es dem Daumen morgen früh gehen würde. Das Seminar war für heute ohnehin zu Ende. Auch ich selbst hätte es nicht gewagt, über meine Behandkungsmethode zu sprechen. Alles war zu neu für mich, zu unbegreiflich. Am nächsten Tag waren wir alle sehr gespannt auf »unseren« Daumen. Er war und ist auch heute, Jahre danach, noch voller Gefühl.

• • •

Einige Teilnehmer an diesem Seminar hatten einen heilenden Beruf, und als ich ihnen erklärte, was während der Heilbehandlung geschehen war, entstand ein reges Gespräch über die Möglichkeiten der Heilung durch eine Rückkehr in die Vergangenheit.

Unterdessen sind viele Jahre vergangen, und es wurden zahlreiche Heilbehandlungen mit einer Vergangenheitskorrektur durchgeführt. Einige verliefen wie oben beschrieben mit spontanem Erfolg, bei anderen konnte eine teilweise Verbesserung erreicht werden. Manchmal zog sich der Heilungsverlauf über Tage oder Wochen hin. Bei etwa der Hälfte aller Versuche findet keine Korrektur statt. Woran das liegt, kann ich bis heute nicht erklären, aber das ist ein allgemeines Problem bei Heilungen. Bei dem einen Klienten hilft diese oder jene Methode, bei anderen hilft sie teilweise und einigen bleibt leider jede Heilung versagt. Eines kann ich zu *dieser* Heilmethode jedoch sicher sagen: Ihr Erfolg ist stark von der Imaginationskraft des Heilers abhängig und außerdem von seiner logischen Kreativität, also davon, wie gut er den veränderten Heilungsvorgang kreieren und sich vorstellen kann. Das soll das folgende Beispiel verdeutlichen …

Ein Teilnehmer an einer anderen Ausbildung hatte drei Wochen zuvor einen Unfall gehabt, der folgendermaßen verlaufen war: Er saß am Abend entspannt vor dem Fernseher, als ihn ein Freund anrief und daran erinnerte, dass er eigentlich zum Dartspielen hatte kommen wollen. Diesen Termin hatte er völlig vergessen. »Warte, ich bin gleich da«, rief er ins Telefon, schnappte sich sein Fahrrad und fuhr los. Es war ein regnerischer Oktobertag, und in der Eile rutschte er auf den glitschigen Blättern aus, die auf der Straße lagen, und stürzte auf die Schulter, die anschließend wochenlang schmerzte und die Bewegungen seines Armes stark einschränkte. In der langen Zeit nach dem Unfall wurde die Schulter weder von einem Arzt noch von ihm selbst behandelt.

Wir dachten nun über eine Heilung in der Vergangenheit nach. Es verging einige Zeit, bis wir eine Heilstrategie gefunden hatten. Sie können sich ja auch mal Gedanken machen, bevor Sie weiterlesen, denn es gibt sicher mehrere Wege zum Heil. Zu erwähnen wäre noch, dass der Klient nicht wusste, wie unser Plan aussah, denn wir wollten jede Art von Suggestion ausschließen. Unsere erfolgreiche Behandlung lief wie folgt ab:

Der Heiler legte seine gepolten Hände auf die schmerzende Schulter und kehrte in Gedanken zum Abend des Unfalls zurück. Der Anruf kam, und unser Unfallopfer sagte in der Vorstellung des Heilers: »Kann mich jemand mit dem Auto abholen? Bei diesem schlechten Wetter möchte ich nicht mit dem Fahrrad kommen.« Der Heiler sah nun in seiner Imagination ganz deutlich, wie unser Proband zum Dartspielen abgeholt und wieder zurückgebracht wurde. Unversehrt verabschiedete er sich vom Fahrer des Autos und dankte ihm herzlich. Dann sah der Heiler, wie sein Klient am nächsten Morgen Frühgymnastik machte und dabei überhaupt keine Schmerzen hatte. Dieses Bild wurde in die Gegenwart mitgenommen. Die Heil- und Imaginationsübung war ein voller Erfolg, denn die Schulter war in der Gegenwart jetzt schmerzfrei und wieder uneingeschränkt beweglich.

Probleme, die bei der Arbeit mit Zeitreisen auftauchen können

Im Laufe ihrer Anwendung hat sich herausgestellt, dass die Methode der Zeitreise auch einige Tücken hat, die jeden Erfolg verhindern können. Werfen wir einen Blick auf die mir bekannten *Probleme*:

- Der Heiler glaubt nicht, dass der Mensch in der Lage ist, zeitliche Abläufe zu verändern. Schon der kleinste Zweifel kann den Erfolg verhindern.
- Der gesunde Zustand des betreffenden Körperteils muss während der Rückreise in die Gegenwart ohne Unterlass in der Vorstellung imaginiert werden. Jede Unterbrechung und jedes Wahrnehmen anderer Bilder führt zum Misserfolg.
- Der Klient darf die Zeitreise auf keinen Fall in Gedanken mitmachen. Am besten ist es, wenn er von nichts weiß. Sollte er die Methode kennen, rät man ihm am besten, die Augen nicht zu schließen und sich von äußeren Betrachtungen ablenken zu lassen.
- Der Klient sollte möglichst nicht über das Ziel der Zeitreise informiert werden.
- Klienten mit starken mentalen Kräften können, wenn sie diese Heilmöglichkeit nicht verstehen oder nicht daran glauben, den Heilvorgang rückgängig machen und auf diese Weise bewirken, dass sich das Krankheitsbild allmählich wieder zeigt. Besonders hinderlich ist es, wenn der Kranke meint, ein Mensch sei überhaupt nicht in der Lage, eine Spontanheilung in die Wege zu leiten.
- Diese Methode sollte allerdings nicht bei degenerativen Erkrankungen oder Fehlfunktionen der Organe eingesetzt werden und besonders dann nicht, wenn nur ein unklares Bild über den Ausgang der Erkrankungen vorhanden ist.

- Die Zeitreise ist bei Verletzungen und Unfallfolgen immer eine gute Heilmöglichkeit, ganz gleich, wann und wie der Unfall stattgefunden hat. Bei Operationsschäden hingegen ist sie selten erfolgreich, vor allem, wenn bei der Operation etwas entfernt wurde. Narbenentstörungen oder Veränderungen von Narben sind jedoch möglich.
- Es sollte zur gleichen Zeit keine andere energetische Methode wie eine Meridian- oder Chakrenbehandlung durchgeführt werden.

Wenn Sie die Methode der Zeitreise einsetzen wollen, sollten Sie darauf achten, dass alle vier in dem Abschnitt »Voraussetzungen für den Einsatz von Zeitreisen« genannten Punkte erfüllt sind. Gewöhnen Sie sich ganz langsam an die Arbeit mit dieser Methode, wachsen Sie allmählich hinein. Erst wenn Sie volles Vertrauen in sich und diese Heilmethode haben, werden Sie auch schwierige Fälle mit Erfolg behandeln können.

Es kommt immer wieder vor, dass ich zu einer Heildemonstration eingeladen werde, die vor laufenden Fernsehkameras in einer Arztpraxis aufgezeichnet werden soll. Wir wissen alle, dass es ein wenig Turbulenz und Aufregung gibt, wenn ein Fernsehteam kommt. Ich erinnere mich an eine Gelegenheit, als eine der Sprechstundenhilfen schon am Morgen sehr aufgeregt war und zu Hause eine schwere Vase fallen gelassen hatte. Sie war ihr so unglücklich auf die nackten Füße gefallen, dass ihr ein Zeh gebrochen wurde. Sie hatte den Fuß im Unfallkrankenhaus versorgen lassen, war dann aber gleich in die Praxis gehumpelt, weil sie bei den Aufnahmen unbedingt dabei sein wollte. Vor Beginn der Dreharbeiten hatten wir noch ein wenig Zeit, in der ich sie behandeln konnte.

In diesem Fall hatte ich zwei Möglichkeiten. Ich konnte in die Zukunft gehen – der Fuß war ja gut versorgt worden – oder zurück zum Unfallgeschehen. Nach einigem Abwägen beschloss ich, den Unfall ungeschehen zu machen. Vor meinem inneren Auge ließ ich den Vorgang so ablaufen, dass die Vase zwar fiel und in Scherben ging, doch den Fuß nicht traf. Die Sprechstundenhelferin machte in meiner Vorstellung eine schnelle Ausweichbewegung mit dem Fuß, holte tief Luft und sagte: »Was für ein Glück! Wenn die Vase meine Zehen getroffen hätte, hätte das böse ausgehen können.« Dann nahm ich in meiner Vorstellung die Dame mit dem beinahe getroffenen, aber gesunden Fuß mit in die Gegenwart.

Die ganze Behandlung, die von mehreren Anwesenden beobachtet worden war, hatte nur zehn Minuten gedauert. Anschließend konnte die Klientin ihren Fuß ohne Schmerzen belasten und abrollen. Zum Erstaunen aller war der Fuß wieder heil. Der Arzt aus der Praxis schickte sie sofort zum Röntgen, und die entstandene Aufnahme zeigte einen verheilten Bruch.

Für alle Anwesenden war das ein völlig unerklärlicher Vorgang, der sich aber positiv auf den TV-Bericht auswirkte, denn die Dokumentation hatte eigentlich zeigen sollen, dass Geistheilung nichts bringt.

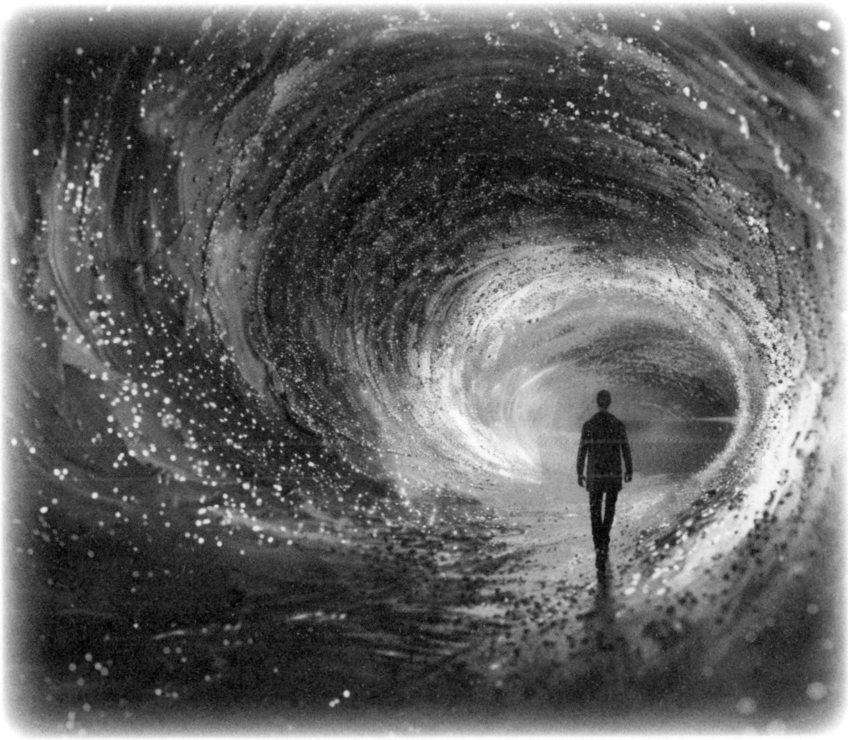

Gedanken und Erfahrungen

Bisher habe ich anhand von Fallbeispielen und eigenen Erkenntnissen sowie mit Hilfe medialer Durchsagen zu erklären versucht, was Geistiges Heilen ist und wie es wirkt. Doch letztlich können Sie nur an diese Wirkung glauben, denn naturwissenschaftlich zu erklären ist sie nicht. Ich selbst habe beim Heilen viel erlebt, was ich als Wunder bezeichnen muss, denn mit meinem Verstand, der nun einmal naturwissenschaftlich oder besser *materie*-wissenschaftlich geprägt ist, kann ich es nicht erfassen. Ähnlich wie das Leben spielt sich das Geistige Heilen in einer Dimension ab, die uns nicht unmittelbar zugänglich ist. Alles, was wir mit unseren fünf Sinnen erfassen können, ist nichts weiter als ein Ausdruck des Lebens, nicht das Leben selbst.

Leben ist beseeltes Sein. Nicht die stoffliche Umwelt lenkt uns Lebewesen, sondern die Seele. Doch die Seelenkräfte sind ebenso wenig messbar wie die Schöpferkraft, der sie entstammen. Sie lassen sich nur auf spirituell-philosophische Weise entschlüsseln durch das, was ich als Vernunft bezeichne, die geistige Fähigkeit, Einsichten zu gewinnen und sich ein Urteil zu bilden. Vernunft kann von den Kenntnissen der Messwissenschaften weder verdrängt noch aufgehalten werden, weil sie die Zusammenhänge und die Ordnung im Wahrgenommenen erkennt, wodurch die Erkenntnisse der Vernunft immer segensreicher sind als die Kenntnisse des Verstandes. In Anbetracht der erkannten Zusammenhänge ist es deshalb vollkommen vernünftig, Geistiges Heilen einzusetzen, selbst wenn der Verstand es nicht nachvollziehen kann, weil er die Zusammenhänge (noch) nicht versteht.

Könnte das Geistige Heilen gemessen und eingeteilt werden, wäre es auch möglich, es zu klassifizieren, und dem Missbrauch wären Tür und Tor geöffnet.

Nach meinen Erkenntnissen ist Vernunft, die ein Bewusstsein von der Schöpferkraft besitzt, selbst noch kein Heil, sondern fordert nüchtern zum Heilwerden auf. Es ist unvernünftig, etwas nicht zu tun, nur weil der Verstand es nicht nachvollziehen kann.

Auch unser Denken mit seinen fest gefügten Glaubenssätzen muss kein unüberwindliches Hindernis auf diesem Weg darstellen. Wenn wir erkennen, dass es neben unserem Tagesbewusstsein ein seelisch-geistiges Bewusstsein gibt und dass hier unsere wahre Identität zu finden ist, öffnet sich das Tor zur Multidimensionalität. Medialität entsteht, wenn wir in der Lage sind, dieses Tor zwischen den Dimensionen offen zu halten.

Meine ersten medialen Erlebnisse setzten ein, als ich erkannte, dass das Gehirn ein Instrument des Geistes ist. Je mehr mir bewusst wurde, dass es neben unserer Intelligenz ein alles überragendes Bewusstsein gibt, desto stärker und vielseitiger wurden meine medialen Fähigkeiten. Alle medialen Menschen machen die Erfahrung, dass Medialität nicht so benutzt werden kann wie das Denken. Medialität ist Vermittlung, und wenn die »andere Seite« sich nicht mitteilen will, darf oder kann, herrscht Funkstille. Das ist für mich der ausschlaggebende Grund, die Vorstufen der Medialität in der Heilung zu stärken, sie einzusetzen und dabei wachsam zu bleiben für den Augenblick des geistigen Öffnens. Ich glaube sogar, dass diese Vorstufen eine wichtige Grundlage für Medialität darstellen. Weitere Grundlagen sind Meditationserfahrungen und die Fähigkeit, das Tagesbewusstsein so weit auszublenden, dass es nur noch ein stiller Beobachter ist. Strahlenfühligkeit oder Radiästhesie ist ebenfalls eine ausgezeichnete Vorstufe zur Medialität. Jeder Heiler sollte mit der Rute oder mit dem Pendel umgehen können, denn er wird genügend Klienten bekommen, die eine »Strahlenbelastung« mitbringen. Bildhafte Vorstellung ist eine weitere Vorstufe, weil jeder Gedanke das Bestreben hat, sich zu verwirklichen. Dieses Bestreben kann noch verstärkt werden, und zwar durch Suggestion, Imagination und Hypnose. Sind Glaube und eine liebevolle Grundhaltung vorhanden, wird der Geist in alle Energiesysteme einfließen. Somit kann das Gesamtbewusstsein zur Einheit werden und das Bewusste, Unbewusste und Überbewusste in einem Verbund zusammenführen.

Bestimmend in der Hierarchie ist der Geist, das Überbewusste. Medialität und auch das Heilen kann man nicht einfach tun. Erst wenn eine auf Erfahrung beruhende Abstimmung entstanden ist, kommt es zur nutzbaren Vermittlung oder Medialität.

Leben ist beseeltes Sein, und dieses Sein ist in uns. Wir sind ein Teil davon. Ob wir es nun Gottesbewusstsein oder kosmisches Bewusstsein nennen, es ist in uns und wir haben Teil daran. Somit verfügen wir über Fähigkeiten aus zwei Dimensionen, dem Diesseits und dem Jenseits, wobei das Jenseitige das wahre Sein unseres Lebens ist. Was wir hier in unserem Körper und in unserer materiellen Umwelt erleben, ist unser Dasein.

Wir sind »da im Sein« und alles, was wir hier auf Erden erleben, ist unsere Wirklichkeit, unser Wirken als Teilnehmer der Schöpfung. Doch nur wenn unser denkendes Bewusstsein erkennt und zulässt, dass wir Teil eines höheren Bewusstseins sind, können wir die Wunder der Heilung zulassen oder sogar als normal ansehen.

Geistiges Heilen – eine neue Dimension des Bewusstseins

Viele Menschen haben vergessen, dass sie ein schöpferischer Ausdruck des lebendigen Universums und ein Kind der ihnen innewohnenden universellen Gegenwart sind. Doch jeder Mensch und vor allem jeder Heiler sollte sich daran erinnern, denn unser Daseinszweck besteht darin, unsere göttliche Bestimmung zu erfüllen und alle zerstörerischen Bindungen hinter uns zu lassen. Jeder Heiler sollte sein geistiges Erwachen beobachten und daran teilnehmen, denn nur dann wird es in breiter Front vorwärts drängen. Die Vielfalt geistiger Manifestationen kann verwirrend und zuweilen geradezu abwegig sein, aber jede Facette ist ein Ausdruck des lebendigen Ganzen. Daher ist es von großer Bedeutung, alles zu beachten, wenn man zu einer ganzheitlichen Weltsicht gelangen will.

Diese Weltsicht besagt, dass wir eins sind mit der Einheit allen Lebens. Wir stehen der Schöpfung nicht gegenüber, betrachten sie nicht von außen. Wir *sind* die Schöpfung. Wenn wir die Beschränkungen des an die fünf Sinne gebundenen Denkens einmal überwunden haben, stellen wir fest, dass es überall Bewusstsein gibt. Und Bewusstsein kann sich von einem Augenblick auf den anderen an jeden Ort im Universum versetzen. Folgen wir dem Bewusstsein mit unseren Gedanken, werden diese schneller als das Licht. Dann sind sie wie der Augenblick und tragen uns überall hin.

Entsprechend kann Heilung überall geschehen, zu jeder Zeit und an jedem Ort, in der Vergangenheit ebenso wie in der Zukunft und in jeder Dimension des Multiversums. Natürlich müssen wir die Kunst und Technik des Heilens erst erlernen, sind wir doch noch im Jahrhunderte alten logisch-rationalen Denken verhaftet und damit dessen Beschränkungen unterworfen, aber der Mensch bildete schon immer die Brücke zwischen zwei Welten, zwischen Diesseits und Jenseits.

Meine Erfahrungen sagen mir, dass wir wahrscheinlich an der Schwelle zu einer wunderbaren Transformation stehen, des Einstiegs in neue Dimensionen des Bewusstseins. Die Tür zu diesem neuen Zeitalter steht uns bereits offen. Das Leben ist eben sensationell. Ganz unspektakulär sensationell. Es birgt die unmittelbare Möglichkeit von Transformation oder Katastrophe, Heilung oder Krankheit. Manchmal wird die Transformation auch durch die Katastrophe bewirkt und aus Krankheit wird Heilsein, wenn wir einsichtig genug sind, den Verursacher der Krankheit zu erkennen und unser bis dahin selbstzerstörerisches Handeln zu beenden.

Der Planet Erde ist für mich ein auserwählter Ort, und an der Spitze dieses großen Bewusstseinsexperiments, das wir erleben, stehen wir Menschen als Träger von Seele und Geist. Es hat Millionen von Jahren gedauert, ein solches Werkzeug der Vollkommenheit zu erschaffen: unseren Körper, der mit Intelligenz, Kreativität und einem freien Willen ausgestattet ist und am Schöpfungsprozess mitarbeiten kann. Gewiss brauchen wir auch eine Portion Wagemut, um Selbstüberschätzung und Egoismus, Gier und Verlangen zu überwinden, bevor wir den wahren Sinn unseres Lebens hier auf der Erde erkennen und leben können. Wir dürfen davon ausgehen, dass die höheren Welten nicht tatenlos zuschauen, wie wir uns selbst und den Planeten Erde zerstören, um Gier und Egoismus zu befriedigen. Es gibt viel Zusammenarbeit mit jenen Menschen, die dieser Entwicklung entgegenwirken, und die positive Transformation ist am Horizont bereits greifbar. Letztlich sind Krankheiten und Naturkatastrophen auch große Erzieher.

In einer von Krankheit belasteten Epoche müssen wir den großen Schritt tun und lernen, dass die geistige Wesenheit *in uns* unsterblich ist – und nicht nur das, sie ist auch auf Vollkommenheit ausgerichtet. Solange wir das nicht erkennen und weiterhin denken, dass mit dem Tod alles vorbei ist, sind wir Gefangene von Materie und Form. Zwar können wir uns verstandesmäßig problemlos neue Auffassungen zu eigen machen, aber diese bleiben solange bloße Theorie, bis eine persönliche Beschäftigung mit der Welt der Energien stattgefunden hat und wir erkennen, dass es nichts im Multiversum gibt, was nicht energetischen Zusammenhängen unterliegt. Alle weltlichen Sorgen, die wir in unserem Alltag vielleicht haben, gründen auf Problemen der Anpassung, die für unser Überleben unerlässlich ist, und nur allzu leicht kann unsere spirituelle Entwicklung darin stecken bleiben. Deshalb halte ich es für äußerst wichtig, dass wir uns das kraftvolle Konzept der universellen Energien klarmachen und es zutiefst verinnerlichen. Das ist die Grundlage unseres Seins, denn wir leben in einer Welt der Frequenzen. Es gibt *nichts* außer Frequenzen, alles besteht daraus.

Sie sind liebend und wohltätig, aber auch machtvoll, und sie sind darauf ausgerichtet, das Leben auf der Erde in Einklang mit dem göttlichen Wirken des Universums zu bringen. Sie wirken auch auf der medialen Ebene, sie dringen in unser Bewusstsein ein, sie aktivieren und intensivieren unsere Lebensenergie.

Demjenigen, der sein Bewusstsein für den universellen Geist öffnet, werden dramatische Ereignisse immer Hoffnung auf eine befreiende Transformation machen. Diejenigen, die diese Wandlung nicht zulassen, weil sie noch an materialistischen Erklärungen festhalten, werden immer sagen, dies sei leeres Geschwätz und stehe in keiner Beziehung zu den ernsten Problemen unserer Zeit. Sie werden immer wieder Beweise fordern, und wenn diese erbracht werden, können sie aus der materialistischen Perspektive nicht akzeptiert werden.

Mein Gefühl sagt mir, dass immer mehr Menschen nach einem Weg suchen, der zur Vereinigung mit dem multidimensionalen Bewusstsein führt. Das Fundament des Glaubens an die Alleinherrschaft des Intellekts bröckelt, spirituelles Erwachen macht sich bemerkbar, das nur reifen kann, wenn das Wissen um die Welt der Frequenzen verinnerlicht wird. Die Härten des Lebens lehren uns, nach unserem ewigen Sein Ausschau zu halten. Das bedeutet, dass wir entschlossen sein sollten, einen Weg zu gehen, der uns zur Zusammenarbeit mit dem höchsten Bewusstsein, mit Gott, führt. Schließen wir doch Freundschaft mit dem All-Einen. Dann werden Er und seine Welt zu den höheren Anteilen unseres Selbst sprechen. Wenn wir diesen Weg gehen, werden wir erkennen, dass Heilen ein Wiederherstellen des Lebenssinnes ist. Wir lernen, dass die Erde in Wirklichkeit ein Übungsfeld für die Seele ist und dass alle Plagen und Nöte dem Erstarken der Seele dienen.

Die westliche Welt hat sich in den letzten Jahrhunderten fast nur mit der Meisterung der physischen Materie befasst, und das hat uns große technische Errungenschaften beschert. Doch der Preis dafür ist der Verlust des Wissens um die geistige Natur des Menschen. Ich glaube zu erkennen, dass die technisch-materiell ausgerichteten Wissenschaften die Erde mit ihrem Müll und ihrer Zerstörung krank machen. Und dann geschieht das, was wir auch in unserem Körper erleben, wenn er krank ist.

Im Grunde ist es so, dass wir die Erde ebenso heilen müssen wie unseren Körper, und zwar an den Stellen, die zur Krankheit geführt haben. Unsere hochtrainierten Gehirne und unser Intellekt werden erkennen, dass das menschliche Bewusstsein in noch ganz anderen Dimensionen zu Hause ist und über unglaubliche Fähigkeiten verfügt, die uns bisher gar nicht bewusst waren.

Wer den Weg des geistigen Erwachens, nicht des Intellekts, gehen will, wird das erleben, was ich durchlebt habe. Unser seelisch-geistiges Bewusstsein spricht mit leiser Stimme in unseren Gedanken. Am Anfang ist es, als beantworteten wir die Fragen, die wir uns in Gedanken stellen, selbst. Unser ruheloser, tagesbewusster Verstand macht so viel Lärm, dass wir selten etwas hören, obwohl die Verbindung zum Höheren immer besteht. Wenn wir nicht still werden und darauf lauschen, besteht keinerlei Hoffnung, dass wir etwas wahrnehmen. Hierin liegt übrigens die tiefe Bedeutung des Meditierens. Wir brauchen Monate oder Jahre, bis wir den Körper, die Gefühle und den Verstand dazu bringen, still zu werden. Erst wenn wir gelernt haben, mit entspannter und doch wacher Aufmerksamkeit zu lauschen, werden wir die Worte von »drüben« zu hören bekommen. So kann zum Beispiel die Quelle allen Seins auf sanfte Weise mit uns in Verbindung treten, ohne unsere Freiheit zu beeinträchtigen. Wir bleiben völlig frei, ihre Antworten anzunehmen oder zurückzuweisen. Der geistige Teil unseres Seins ist ständig mit dem Allbewusstsein verbunden und kann zum inneren Lehrer werden, der einen dauerhaften »heißen Draht« zum göttlichen Sein hat. Wünschen wir eine Verbindung ins geistige Reich, sollten wir erkennen, dass jede Botschaft über eine Anzahl von Stufen zu uns gelangt, denn die Vibrationen, die von der »unendlich schnellen Schwingung« kommen, bedürfen einer Abschwächung, bevor sie uns erreichen. Die Einstimmung auf diese Schwingungen kann unsere Hauptaufgabe als Heiler werden und entscheidend für unser irdisches Leben.

Das Einströmen von Heilkraft kann natürlich nur durch die einzelne Seele hindurch geschehen, die unseren Körper bewohnt und belebt, und dabei darf es keinerlei Druck oder Zwang geben. Es sollte ein freies

Geben und Nehmen zwischen der eigenen Seele und der Geistigen Welt entstehen. Und wenn wir dann imstande sind, unser Bewusstsein zu öffnen, kann die Verwandlung wirklich beginnen. Wir werden zum Vermittler, zum Medium. Dieser Weg durch die inneren Welten zum schöpferischen Geist kann uns wie ein Abenteuer vorkommen, wenn wir die durchfließenden Kräfte miterleben: Raum und Zeit lösen sich auf, noch nie gesehene Farben werden sichtbar und noch nie gehörte Töne erklingen, eine noch nie erlebte Freiheit bietet gleichzeitig Geborgenheit. Das sind die Vorstufen unserer Erlösung, die unser neues Bewusstsein formen. Inspiration wird unsere alten Verhaltensmuster verändern und uns Gegensätzliches tun lassen. Es kann sein, dass wir plötzlich eine nie geprobte Rolle verkörpern. Als Medium sind wir aufgefordert, uns in immer weitere Sphären zu begeben und dort tätig zu werden.

Natürlich können wir uns auch täuschen, und zuweilen ist es schwer, zwischen Wunschdenken und der wahren inneren Stimme zu unterscheiden. Doch dieses Unterscheidungsvermögen müssen wir uns aneignen. Das bringt oft Einschränkungen und Behinderungen mit sich, aber es ist unerlässlich für uns, dass wir immer wieder Versuche unternehmen und neue Inspiration erfahren. Nun kommt es in erster Linie darauf an, dass wir die Motivation haben, dem Höchsten zu dienen. Dann können wir unser Bewusstsein ohne Qual von Lektion zu Lektion formen – und nur dann. Als Heiler sollten wir begreifen, dass der Punkt in unserem Leben, an dem sich unser Bewusstsein erweitert, einzigartig ist. Beim medialen Heilen sind wir Urheber und Zuschauer gleichzeitig. Wir beobachten, überwachen und experimentieren und doch findet innerhalb unseres Denkens und Handelns etwas anderes statt. Einerseits sind wir ohne zu denken die Schöpfer unserer Gedanken, andererseits beobachten wir gleichzeitig die Gedanken der Schöpfung, denen wir uns als Beobachter zur Verfügung stellen. Wenn wir diesen Bewusstseinsschritt tun und zu einem Werkzeug für die Zusammenarbeit mit der Geistigen Welt werden, werden wir wie durch ein Wunder wissen, dass wir im Besitz eines kostbaren Schatzes sind.

Aus eigener Erfahrung und aufgrund der Erfahrungen, die ich bei der Ausbildung angehender Heiler gemacht habe, weiß ich, dass das bewusste Übertragen von Heilenergie erst stattfindet, wenn der Heiler die dabei auftretenden Gesetzmäßigkeiten versteht und wenn er oder sie die notwendige innere Einstellung hat. Bioenergetisches Heilen hat viele Facetten und Dimensionen. Mediales Heilen ist eine davon, wobei es meiner Erfahrung nach die höchste Form des bioenergetischen Heilens ist, die wir hervorbringen können, solange wir in einem irdischen Körper sind. Vergessen wir aber nicht, dass die meisten Kranken sowohl liebevolle Zuwendung als auch eine Bewusstseinsveränderung brauchen, um aus ihrem Leid herauszukommen. Für die meisten Kranken ist der Heiler zugleich ein Lehrer, der ihnen aufzeigt, was eigentlich in ihrem Dasein geheilt werden müsste, damit ihr Leid überwunden werden kann. Geistig-mediales Heilen ist die Superkraft, über die wir zwar nicht verfügen, zu deren Kanal wir aber werden können, wenn die geistige Hierarchie ihre Zustimmung gibt. Diese Zustimmung ist an Gesetzmäßigkeiten gebunden, die außerhalb unseres irdischen Einflussbereichs liegen. Als medialer Heiler mit Sprechkontakt zu meinen Geistführern erfahre ich in vielen Fällen, warum die Gnade der Heilung gewährt wird oder eben nicht gewährt werden darf. Obwohl die Gründe für eine Heilung oder deren Ablehnung nicht immer nachvollziehbar sind, ist eines sicher: Jede Entscheidung dient dem Wachstum der Seele. Und niemals habe ich das Ablehnen einer Heilung als Strafe verstanden. In den härtesten Fällen wollte die Seele die Heilung nicht annehmen, um sie selbst zu bewirken, oder es bestand die Aufforderung zur Selbstverwirklichung.

Das schönste Gefühl beim Übermitteln von Heilenergie ist die Gewissheit, dass wir geliebt werden und jegliche Unterstützung erhalten bei unserer schweren Aufgabe, der Schöpfung als Seele im menschlichen Körper zu dienen. Niemals hatte ich das Gefühl, dass eine Seele getadelt oder bestraft wird. Die für mein Gefühl härteste Entscheidung für eine Seele war das Abnabeln von der geistigen Vollkommenheit, obwohl auch das sicher ihrem Wachstum diente. Für Seelen, die Gott leugnen oder meinen, sie könnten ohne geistiges Bewusstsein auskommen, versiegt der alles regelnde Zustrom der

Vollkommenheit. Selbstregulierung und alle von außen kommenden Heilanwendungen versagen. Das sind die unheilbar Kranken. Hier meine ich die Seele mit ihren uns unbewussten Bereichen.

Der Kopf kann ja sagen zu Gott und doch wird die Heilung versagt, wenn kein Glaube vorhanden ist. Dann sind alles nur Lippenbekenntnisse.

Können Heiler, Therapeuten und Ärzte erfolgreich zusammenarbeiten?

Bereits vor Jahrzehnten erkannte ich, dass viele Mediziner und Psychologen sehr daran interessiert sind, mehr über Geistiges Heilen zu erfahren. Seit 1990 wurde ich von verschiedenen Institutionen sowie von einzelnen Ärzten immer wieder zu Vorträgen und Heildemonstrationen eingeladen und hatte dadurch die Möglichkeit, Angehörige der heilenden Berufe über die Wirkungsweise dieser Therapiemethode zu informieren. Weil das Interesse von Schulmedizinern und Psychologen so erstaunlich groß war, begann ich in meinem Haus auf Teneriffa Einführungsseminare für Ärzte und Psychologen anzubieten. Die Begeisterung dieser Seminarteilnehmer, ihre konstruktive Kritik und ihre vielen Fragen zur Anwendbarkeit der geistigen Heilmethoden haben dafür gesorgt, dass mit der Zeit ein ausgewogenes Lehrprogramm entstehen konnte. Heute kann ich sagen: Hätte ich damals nicht den Mut gehabt, mein Wissen an Schulmediziner weiterzugeben, wäre die *Schule der Geistheilung nach Horst Krohne*® nie gegründet worden.

In unserer Ausbildung arbeiten angehende Heiler auch mit Klienten, die nicht selten von Kursteilnehmern – Ärzten, Psychologen oder Heilpraktikern – in den Kurs bestellt werden. Meist haben diese Klienten einen langen und leidvollen Weg durch verschiedene Instanzen hinter sich. Es wurden schon viele Heilmethoden an ihnen ausprobiert, aber nach wie vor »warten« sie auf Heilung. In solchen Fällen lautet unsere Philosophie: »Wenn es immer so gemacht wurde und es hat nicht geholfen, ist die Methode falsch.« Niemals sagen wir: »Der Therapeut kann nichts. Deshalb ist sein Klient noch krank.« Es ist dabei hilfreich, über alles informiert zu sein, was ohne Erfolg versucht wurde, damit man einen anderen Weg beschreiten kann. Der folgende Fall zeigt das, verdeutlicht aber auch, wie wichtig es ist, dass der Heiler mit einem Arzt – in diesem Fall einem Zahnarzt – zusammenarbeitet.

Ein achtjähriger Junge litt unter Hyperaktivität und war seit zwei Jahren mit *Ritalin* ruhig gestellt worden. Seine Mutter, eine Psychologin, hatte erfahren, dass Ritalin Langzeitschäden hervorrufen kann. Daher suchte sie ständig nach anderen Therapiemethoden für ihren

Sohn, zuletzt in einem unserer Kurse. Der Junge hatte schon verschiedene Therapien hinter sich, doch keine der Anwendungen war erfolgreich gewesen. Wir checkten ihn auf allen drei Ebenen – Körper, Seele und Geist – durch und fanden ein allergisch gereiztes Nervensystem sowie eine Stoffwechselstörung, die eine leichte Vergiftung hervorrief. Außerdem fanden wir Allergieschwingungen im Allergiemeridian und auf der Thymusdrüse sowie eine Reizschwingung im Nervenmeridian. Der Allergiemeridian zeigte in Bezug zum Nervenmeridian und zum Stirnchakra eine aggressive Zuordnung. Weitere energetische Messungen ergaben, dass der Junge Nickelallergiker ist – eine wahrscheinlich angeborene Allergie. Nickelallergiker haben fast immer Probleme mit verschiedenen Schwermetallen. Schwingungsvergleiche mit einem Metalltestsatz, wie er auch in der Elektroakupunktur und für die Bioresonanz benutzt wird, ergaben eine hohe Quecksilberbelastung. Quecksilber gilt als Nervengift. In Kombination mit der Nickelallergie und den gestörten Meridianen war das Erklärung genug für die hochgradige Unruhe des Jungen.

Nun stellten sich mir sofort die Fragen: Wie ist das Quecksilber in den Körper des Jungen gekommen und wie bekommen wir es wieder heraus?

Zunächst gingen wir der Stoffwechselstörung nach und fanden im energetischen Bereich eine Fehlsteuerung der Schilddrüse und der Nieren. Beim Schwingungsvergleich mit seinem Haushalt an Mineralien und Spurenelementen entdeckten wir fünf verschiedene Mangelwerte, darunter bei Selen und Zink. Im Gespräch mit der Mutter erfuhren wir, dass sie seit Jahren viele Amalgamfüllungen in den Zähnen hat. Amalgam besteht zu 50 Prozent aus Quecksilber. Untersuchungen mit dem Metalltestsatz ergaben auch bei der Mutter eine hohe Quecksilberbelastung. Nach ihrem eigenen Befinden befragt, sagte sie, dies alles belaste sie nervlich so stark, dass sie ständig glaube, kurz vor dem Zusammenbruch zu stehen.

Die hohe Quecksilberbelastung des Jungen kam also von der Mutter. Er hatte das Quecksilber beim Heranwachsen im Mutterleib und über das Stillen aufgenommen. So erklärte es uns ein Arzt, der ebenfalls an diesem Kurs teilnahm. Gleichzeitig beruhigte er die Mutter, indem er ihr erklärte, es sei zwar bekannt, dass während der Schwangerschaft gewisse Belastungen (zum Beispiel durch Alkohol, Rauchen, Medikamente und Umweltgifte) von der Mutter auf das Kind übertragen werden, aber auch, dass nicht jedes Kind die Schadstoffe aufnimmt. Dies konnte ich bestätigen. In einem anderen Fall hatte die Mutter auch Amalgamfüllungen, doch nur eins ihrer drei Kinder litt unter einer Quecksilberbelastung.

Nun entwickelten wir eine Heilungsstrategie. Ausgehend von den energetischen Werten waren wir der Ansicht, dass die Meridiane und die beteiligten Chakren nach zwei oder drei Anwendungen stabil im Normalbereich liegen würden. Die Quecksilberbelastung bei Mutter und Sohn würde nicht einfach aufgelöst werden können. Hier musste eine Ausleitung zur Entgiftung erfolgen. Außerdem mussten bei dem Jungen die Mineralien ergänzt werden, und er brauchte eine gezielte homöopathische Beruhigungsbehandlung. Dafür musste natürlich das Ritalin abgesetzt werden. Der Mutter empfahlen wir eine Zahnsanierung. Das Amalgam sollte so schnell wie möglich entfernt werden. Begleitend sollte eine gezielte Ausleitung des Quecksilbers stattfinden. An unseren Arbeitskreisen und ebenso an der Ausbildung zum Heiler nehmen immer auch Spezialisten aus anderen Heilberufen teil, die uns ihr Wissen zur Verfügung stellen und sich mit Rat und Tat einbringen.

Mutter und Sohn wurden also energetisch behandelt. Anschließend testeten wir die Ausleitungsmittel, welche die Mutter besorgen sollte, gaben ihr Adressen von ganzheitlich arbeitenden Zahnärzten und Homöopathen und baten sie, in etwa drei Wochen wiederzukommen. In der Zwischenzeit sollten sich auch die ersten Ausleitungsergebnisse bemerkbar gemacht haben.

Nach drei Wochen waren die Ergebnisse zufriedenstellend. Mutter und Sohn nahmen die Ausleitungsmittel, der Sohn hatte das Ritalin abgesetzt und bekam homöopathische Mittel nach Anweisung verabreicht. Außerdem hatte sich die Mutter schon aus einigen Zähnen das Amalgam entfernen lassen. Sie berichtete, die ersten zehn Tage nach dem Absetzen des Ritalin seien für ihren Sohn sehr schwer gewesen, aber jetzt normalisiere sich sein Verhalten. Wir schauten uns seine Energiewerte an, behandelten, was notwendig war, und aktivierten bei beiden Klienten die Entgiftungsorgane: Leber, Nieren, Haut und Darm. Zusätzlich wurden die Ausleitungsmittel überprüft und neu zusammengestellt.

Eine zweite und dritte Nachbehandlung folgten. Zur vierten Nachuntersuchung – mittlerweile war ein halbes Jahr vergangen – kam der Mann und Vater mit und bedankte sich bei uns. Wir hätten ihm eine neue Frau gegeben, sagte er, sie sei so ausgeglichen und so anders in ihrem Verhalten, dass er aus dem Staunen nicht mehr herauskomme. Mittlerweile waren alle ihre Zähne saniert, und nach unseren Messungen befand sich kein Quecksilber mehr in ihrem Körper.

Nach ihren eigenen Aussagen fühlte sie sich so wohl wie nie zuvor. Auch der Sohn war ein ganz normales Kind geworden. Er war gut in der Schule und zeigt keine Anzeichen von Unruhe mehr. Seine Lehrer und vor allem seine Eltern waren sehr zufrieden. Eines schockierte uns allerdings nicht unerheblich: Als der Junge in die Internationale Schule umgeschult werden konnte, riet man den Eltern, ihm erneut Ritalin zu verabreichen, sollte er wieder zu zappeln anfangen.

Dieser und ähnliche Fälle aus meiner Praxis zeigen deutlich, dass Heilung oft nur durch eine Kombination verschiedener Therapien möglich ist. Bei dem Jungen setzten wir die Methoden der Geistheilung zum Löschen der Nickelallergie ein und führten Heilbehandlungen über die Chakren und Meridiane durch. Auf der körperlichen Ebene wurden homöopathische Globuli als Ersatz für das Medikament Ritalin verabreicht. Außerdem trugen Mineralien und zusätzliche Ausleitungsmittel zu einem ganzheitlichen Heilerfolg bei. Körper, Seele und Geist wurden gemeinsam erfasst. Auch bei der Mutter zeigte die Geistheilung große Wirkung – wir behandelten jedes Mal den Nervenmeridian und zwei Chakren. Doch ohne Zahnsanierung und Ausleitung hätten diese Behandlungen wenig genützt. In solchen Fällen ist es ein Segen für den Klienten, wenn unterschiedliche Heilmethoden aufeinander abgestimmt verwendet werden. Das setzt natürlich voraus, dass Heiler mit Ärzten, Therapeuten und Heilpraktikern zusammenarbeiten.

Viele Heiler aus unserer Schule arbeiten beispielsweise mit Zahnärzten zusammen, weil sie immer wieder Klienten bekommen, deren Krankheit durch Quecksilberbelastung verursacht wurde. Vor allem Nickelallergiker und Menschen mit schwacher Entgiftung werden die Quecksilberionen, die sich durch Abrieb und chemische Reaktionen aus ihren Amalgamfüllungen lösen, nicht mehr einfach so los. Nach unserer Statistik ist jeder zehnte Klient, der zum Heiler kommt, schwermetallbelastet. Aus diesem Grund ist das Aufspüren dieser Belastungen auch ein Teil unseres Ausbildungsprogramms. Ein sensitiver Heiler hat mit seinen besonderen Fähigkeiten über herkömmliche Methoden weit hinausgehende Möglichkeiten, den Verursacher einer Krankheit zu finden und die Zusammenhänge im gesamten Körper-Seele-Geist-System zu ermitteln. Wer Erfahrung im Erfassen von Krankheitsbildern hat und zusätzlich über mediale Fähigkeiten verfügt, kann die Hintergründe einer Krankheit oft schon in wenigen Minuten aufdecken.

Es gibt aber auch Krankheitsbilder, bei denen sich der Heilungserfolg erst im Zusammenwirken mit anderen Therapiemethoden einstellt. Viele Kranke gesunden nicht durch Geistheilung allein, sondern nur durch eine Kombination verschiedener Heilmethoden. Das Gute dabei ist, dass jeder Zustrom energetischer Heilinformation den Krankheitsverlauf abkürzt. Wenn wir die Quecksilberbelastung durch Amalgam als Beispiel nehmen, können wir davon ausgehen, dass ein Klient spätestens drei Monate nach der letzten Amalgamentfernung mit gleichzeitiger Ausleitung schwermetallfrei ist, wenn so verfahren wird, wie ich es gerade beschrieben habe.

Schauen wir uns einen weiteren, etwas anders gelagerten Fall an: Ein fünfzigjähriger Landwirt kam in meine Sprechstunde und klagte über Oberbauchschmerzen. Es sei der Magen, meinte er. Sein Hausarzt hatte keinen Rat mehr gewusst und ihn in ein Krankenhaus überwiesen. Er öffnete sein Hemd, zeigte mir eine Narbe am Oberbauch und sagte: »Im Krankenhaus hat man meine Bauchdecke geöffnet, aber trotzdem nichts gefunden.« Das schmerzhafte Leiden bestand nun schon über ein Jahr. Meine energetische Untersuchung ergab lediglich eine starke Schmerzschwingung im dritten Chakra und im Nervenmeridian. Sonst war alles in Ordnung. Der Mann war erstaunlich gesund. Ich behandelte also das dritte Chakra und den Nervenmeridian, doch der Erfolg meiner Behandlung war eher gering. Die eine Erkrankung anzeigende Schwingung fiel danach zwar weniger stark aus, war aber noch lange nicht zufriedenstellend.

Natürlich hatte ich schon öfter erlebt, dass nach der ersten Behandlung noch Reste einer Krankheitsschwingung übrigblieben. Es wäre ja auch vermessen anzunehmen, mit einer einzigen Behandlung bekäme man jeden Menschen gesund. Ich wusste auch, dass die zweite Behandlung bei vielen Klienten die größte Wirkung zeigt. Folglich bat ich den Klienten, seinen Bauch zu beobachten und in einer Woche wiederzukommen.

Als er nach einer Woche wiederkam, war alles wie gehabt. Beim Nachmessen der Energien war die Krankheitsschwingung wieder in vollem Umfang vorhanden, die erste Behandlung hatte sich also nicht gehalten. Nun wusste ich, dass es noch einen Verursacher geben musste, der jeder energetischen Behandlung entgegenwirkte. Abermals ging ich viele Tests durch: Erdstrahlen, Zähne, zwischenmenschliche Probleme und so weiter, doch ich fand nichts. Dann habe ich jeden einzelnen

Wirbel gemessen und fand heraus, dass der sechste Brustwirbel nach innen verschoben war. Die Messung ergab dort eine Blockade. Hier war also der Verursacher der Schmerzen. An diesem Wirbel treten nämlich die Magennerven aus dem Rückenmark aus, und die waren abgedrückt. Wie die Messung zeigte, blockierte das den Nervenfluss. Nach der möglichen Ursache der Wirbelverschiebung befragt, sagte der Klient, er sei vor zwei Jahren bei der Arbeit auf den Rücken gestürzt und dabei auf ein am Boden liegendes Eisenrohr gefallen. Einige Tage später hatte er die Bauchschmerzen bekommen, die von keinem Therapeuten mit einer Wirbelverschiebung in Zusammenhang gebracht worden waren. Selbst der Klient sah diesen Zusammenhang zunächst nicht, weil er keinerlei Rückenschmerzen oder Bewegungseinschränkungen verspürte.

Schon oft hatte ich Klienten, die wegen einer Wirbelverschiebung organisch erkrankt und ohne Erfolg therapiert worden waren. Die Fähigkeiten eines sensitiven oder hellsichtigen Heilers sind in derart undurchsichtigen Fällen von unschätzbarem Wert. Weil Wirbelverschiebungen sehr häufig vorkommen und so viele Krankheiten mitverursachen, bieten wir in unserer Ausbildung zum Heiler ein spezielles Modul zu diesem Thema an und drängen darauf, dass die praktizierenden Heiler mit Masseuren und Chiropraktikern zusammenarbeiten, damit eine ganzheitliche Behandlung gewährleistet ist, die Körper, Seele und Geist einschließt.

Auch in diesem Fall war ich überzeugt, dass bei einer so starken Wirbelverschiebung, gerade im Brustbereich, wo die Wirbelsäule sehr steif ist, nur ein fachkundiger Eingriff zum Erfolg führen konnte. Meine Erfahrung sagte mir, dass sich dieser Mann sofort in die Hände eines Physiotherapeuten begeben sollte.

Doch dieser Fall sollte einen anderen Verlauf nehmen. Das Ganze spielte sich in einer Praxis für Ernährungsberatung in einem kleinen Dorf ab. Weil dem Mann wegen seiner Bauchschmerzen bisher niemand hatte helfen können, hatte er an eben diesem Tag eine Ernährungsumstellung begonnen. Der Zufall wollte es, dass ich mich gerade jetzt in dieser Praxis befand. Ich fragte den Klienten und die Ernährungsberaterin, ob sie einen Chiropraktiker kannten. Beide wussten niemanden, und ich überlegte gerade, was ich diesem Mann empfehlen sollte, als sich plötzlich mein Geistführer meldete:

»Wir beide können diesen Wirbel wieder in die richtige Position bringen.«

Ich war überrascht, weil ich nicht gewagt hätte, meinen geistigen Freund in diesem Fall zu kontaktieren, und fragte: »Wie soll das denn geschehen?«

»Behandle seinen Rücken mit deinen gepolten Händen und wünsche dir, dass sich alle seine Muskeln, Sehnen und Bänder entspannen. Danach bittest du ihn, einen krummen

Rücken zu machen, einen Katzenbuckel, und erfühlst die ›Delle‹ an der Stelle, wo der Wirbel nach innen verschoben ist. Anschließend legst du einen Finger deiner linken Hand auf den Wirbel darüber, also auf den fünften Brustwirbel. Mit der anderen Hand machst du eine Faust und schlägst mit aller Kraft auf deinen Finger.«

Zum ersten Mal hatte ich Bedenken, einer geistigen Durchsage Folge zu leisten. Ich bin nicht gerade ein kraftloser Typ, und wenn ich mit aller Kraft auf diesen Rücken schlagen würde, ob das wohl gut ginge? Mein geistiger Freund hatte meine Bedenken wohl mitbekommen, denn er sagte:

»Du musst mit deiner ganzen Kraft auf deinen Finger schlagen. Ich werde deine Schlagkraft richtig steuern und deinen Finger sowie seine Wirbelsäule schützen.«

Noch immer ein wenig unsicher erklärte ich dem Klienten, was ich gerade als Botschaft wahrgenommen hatte. Erstaunlicherweise war er sofort mit dieser Vorgehensweise einverstanden. Mit gepolten Heilhänden begann ich also, die Brustwirbelregion mit Entspannungsenergie zu bestreichen, und nach einigen Minuten legte ich meinen Zeigefinger auf den fünften Brustwirbel, holte tief Luft und schlug, die Hand zur Faust geballt, mit ganzer Kraft auf meinen Finger. Es gab einen schnalzenden Knall. »Oh je«, dachte ich und prüfte meinen Finger. Er war in Ordnung. Dann fragte ich den Klienten, wie es ihm gehe. Er richtete sich auf, schaute mich an und sagte: »Die Bauchschmerzen sind weg!« Eine manuelle und eine energetische Überprüfung ergaben, dass der sechste Brustwirbel wieder in die richtige Position gesprungen war. Die Delle im Rückrad war weg, und alle Energien flossen wieder völlig normal.

An diesem Abend verband ich mich noch einmal mit meinem Geistführer und fragte ihm, ob ich diese Behandlung bei allen Wirbelverschiebungen anwenden dürfe. Seine Antwort lautete:

»Bei diesem Menschen durften wir so verfahren, denn er hatte genug gelitten und Hilfe von anderen war nicht in Aussicht. Also wurde er in die Ernährungsberatungspraxis geführt, in der du gerade warst.

In den meisten Fällen wirst du, wenn du eine Wirbelverschiebung feststellst, weiterhin mit euren irdischen Praktiken auskommen müssen. Nur in wenigen Fällen werde ich so mit dir zusammen wirken wie heute. Um keine Schäden anzurichten, solltest du diese Methode nie allein anwenden. Nur wenn ich deine *Kraft* übernehme und sie zur Heilung einsetze, wird es Erfolge geben.«

Seitdem sind schon viele Jahre vergangen und es ist so geschehen, wie mein Geistführer es mir übermittelt hat. Bei den meisten Klienten mit Wirbelverschiebungen mussten die bewährten Einrenkungsmethoden von

Chiropraktikern angewandt werden, wenn es galt, einen eingeklemmten oder gequetschten Nerv zu befreien.

Die Geistheilung kann nicht alles, und schon gar nicht bei jedem Klienten. Aus diesem Grund empfehle ich immer wieder die Zusammenarbeit mit Ärzten und den Praktizierenden anderer Heilmethoden.

Aber leider ist das nicht immer möglich, besonders dann nicht, wenn ungewohnte Dinge geschehen, welche die Schulmedizin einfach nicht für möglich hält.

In einem Arbeitskreis für fortgeschrittene Heiler hatten wir eine Klientin mit starken Rückenschmerzen. Sie brachte eine Röntgenaufnahme mit, auf der man zwischen dem zweiten und dem dritten Lendenwirbel keine Bandscheibe mehr erkennen konnte. Die beiden Wirbel saßen direkt aufeinander.

In diesem Fall sah ich keine Möglichkeit, durch Handauflegen einen Heileffekt zu erreichen, und bat meinen Geistführer um Rat. Er sagte:

»Gemeinsam können wir es schaffen. Setze diese Frau in einen Kreis, den ihr bildet, und lege deine Hände auf ihre Lendenwirbel. Der ganze Heilkreis wird nun um Chakrenenergie bitten und diese zu ihr schicken. Du wirst dann die Energie von allen an sie weiterleiten, und ich werde die gesammelte Energie zum Heilen nutzen.«

Wie mir geraten worden war, bildeten wir also einen Kreis um die Klientin, nahmen eine meditative Haltung ein und leiteten mit unserer Absicht die Energie. Was in den folgenden Minuten geschah, kann ich nur teilweise weitergeben, denn ich begab mich in eine leichte Trance, spürte viel Wärme und hatte das Gefühl, dass meine Hände, die ich auf die Wirbelsäule der Klientin gelegt hatte, eins mit ihrem Körper wurden. Etwa zehn Minuten vergingen, sagte man mir später, dann kehrte ich am ganzen Körper schwitzend in das Tagesbewusstsein zurück. In dieser Zeit hatte die Klientin ein Ziehen und Drücken im Rücken verspürt. Sie begrüßte mich mit den Worten: »Meine Schmerzen sind weg.«

Die Freude war für uns alle riesengroß, und einer aus dem Kreis sagte: »Lassen Sie doch mal eine neue Röntgenaufnahme machen.« Zwei Tage später kam die Klientin wieder und berichtete: »Auf der neuen Aufnahme ist die Bandscheibe deutlich zu sehen, und mir wurde gesagt, dass ich nun nicht mehr operiert werden muss.« Sie hatte beide Aufnahmen, die alte und die neue, für ihren Hausarzt mitnehmen wollen, doch sie bekam nur das neue Material mit der Begründung, die alten Aufnahmen seien fehlerhaft. Die Reaktion der Röntgenologin war verständlich, denn sie hatte ihnen freudestrahlend von unserer Heilsitzung erzählt und hinzugefügt, dass sie seitdem keine Schmerzen mehr gehabt hatte. Wie selbstverständlich ging sie mit dieser Nachricht auch zu ihrem Hausarzt. Er hörte sich ihre Geschichte an und sagte: »Die Spezialisten haben sicher Recht, denn was Sie mir da erzählen, ist unmöglich.«

»Und warum«, fragte sie, »habe ich dann jahrelang Schmerzen gehabt?«

»Das kann ich Ihnen nicht sagen, aber wahrscheinlich war es psychisch bedingt.«

Die ganze Gruppe war verständlicherweise ein wenig enttäuscht, denn mit diesen beiden Aufnahmen hätten wir einen Beweis für die Wirksamkeit des Geistigen Heilens gehabt. Ich riet allen, sich auf derartige Reaktionen seitens der Schulmedizin einzustellen, denn es gibt immer noch genug Ärzte, die das Geistige Heilen nicht nur ablehnen, sondern sogar bekämpfen.

Schulmedizin und Geistheilung gehören zwei verschiedenen Dimensionen an und können nicht miteinander verglichen werden. Ein Miteinander kann es nur geben, wenn sie sich gegenseitig akzeptieren, wie es beispielsweise in England geschieht. Dort kann der Klient selbst entscheiden, ob er zusätzlich zur Schulmedizin einen Heiler in Anspruch nehmen möchte. In mehr als zweitausend britischen Krankenhäusern gibt es medizinisches Personal, das zusätzlich im Geistigen Heilen ausgebildet ist. Auch in vielen Krankenhäusern in den USA wird das Personal in der sogenannten Polarity-Methode geschult. Die allermeisten Heiler, die in Deutschland, Österreich und der Schweiz leben und wirken, sehen sich nicht als Ersatz für einen Arzt, im Gegenteil: Meistens betonen sie ausdrücklich, dass ernsthafte Erkrankungen zunächst von einem Arzt behandelt werden müssen, und stehen nur für den Fall zur Verfügung, dass der Klient nicht auf die schulmedizinischen Anwendungen anspricht.

Für uns als Heiler ist die *Seele* entscheidend, denn sie lässt Heilung erst zu. Heilung ist dann ein Prozess, auch wenn sie spontan ablaufen kann. Bei der Akutversorgung und der Unterdrückung lebensbedrohlicher Zustände sieht es anders aus. In solchen Fällen kann auf die Schulmedizin nicht verzichtet werden. Das muss und wird auch immer so bleiben. Soweit ich weiß, geht man in der Heilkunde davon aus, dass siebzig Prozent aller Erkrankungen psychosomatischen Ursprungs sind – ein weites Feld für alternative Heilverfahren einschließlich der Geistheilung. Wenn Psyche und Seele – wir können auch sagen, das Unbewusste – in die Heilungsprozesse mit einbezogen werden, gibt es genügend Berührungspunkte für die unterschiedlichsten Heilmethoden. Besonders in der Ursachenforschung sind die verschiedenen Betrachtungsweisen eines Krankheitsbildes eine Bereicherung für alle Beteiligten. In den vielen Städten, in denen ich bereits Vorträge gab und Seminare abhielt, fand ich immer Ärzte und Psychologen, die mich in ihre Praxis einluden und bereit waren, zum Wohl ihrer Klienten mit mir zusammenzuarbeiten. Das Erstaunliche ist, dass Klienten diese Zusammenarbeit sehr begrüßen.

Und sieht ein Klient einen Sinn in bestimmten Methoden und Anwendungen, dann öffnet er sich und wird auch für energetische Behandlungen ansprechbar.

Wenn ich Ärzte und Psychologen darauf ansprach, welchen Nutzen sie in einer Zusammenarbeit zwischen Medizin und geistigen Heilweisen sahen, wurde mir (dem Heiler) ausnahmslos das schnelle Auffinden der Hintergründe und Ursachen einer Krankheit genannt. Energetische Diagnosen, egal mit welcher Einstellung und Methode gewonnen, sind für jeden Heiler der Einstieg in die unterschiedlichen Behandlungsweisen. Ein Heiler sieht andere Zusammenhänge als beispielsweise ein Arzt, und wenn er energetische Fehlsteuerungen findet, sind sie im Heilungsprozess leicht und schnell zu beheben (immer vorausgesetzt, dass der Klient mitmacht).

Am erfolgreichsten ist die Zusammenarbeit mit Ärzten in den Praxen, in denen unterschiedliche Heilmethoden eingesetzt werden. Eine der erfolgreichsten Kombinationen ist Homöopathie und Geistheilung. Bei Klienten, die von mir energetisch ausgeglichen und stabilisiert worden waren und denen der Arzt dann das entsprechende homöopathische Mittel verordnete, lag die Heilungsquote weit über den Erwartungen. Geistheilung ergänzt und fördert alle medizinischen Anwendungen.

Nicht nur der Klient wird zum Nutznießer einer Zusammenarbeit zwischen Arzt und Heiler, auch der Mediziner profitiert davon, weil er Krankheit und Heilung aus einer ganz anderen Perspektive erfährt.

Einer der Ärzte, mit denen ich lange zusammengearbeitet habe, sagte einmal ebenso erfreut wie verblüfft: »Seit Sie in meiner Praxis tätig sind, habe ich einen anderen Patientenkreis bekommen. Ich werde den Eindruck nicht los, dass die Menschen mich nicht mehr für den sturen Schulmediziner halten. Meine Patienten und ich haben jetzt einen ganz anderen Zugang zueinander.«

Ein mit mir befreundeter Arzt aus Basel, der das Kosten-Nutzen-Verhältnis der Komplementärmedizin statistisch untersucht hat, Dr. med. Beat Schaub, sagt: »Die Klienten stimmen mit den Füßen ab, indem sie dort hingehen, wo sie glauben, den besten Nutzen für Ihre Gesundheit zu haben. Sie sind die *flexiblen Patienten*.« In seinem Buch *Schulmedizin in der Sackgasse?* untersuchte er, wie eine Zusammenarbeit mit der Komplementärmedizin aussehen könnte. Heute ist er Spezialist für Eisenmangel. Er gründete das erste Ärztliche Eisenzentrum sowie ein Netzwerk weiterer solcher Zentren.

Die meisten schulmedizinischen Praxen sind heute wieder überlaufen, doch jahrelang klagten sie über mangelnde Arbeitsauslastung, während sogenannte alternative Praxen und Gesundheitszentren lange Wartelisten hatten. Dass es heute nicht mehr so ist, liegt wohl in erster Linie daran, dass schulmedizinische Leistungen noch immer von den Kassen ersetzt werden, während im alternativen Bereich fast alles von den Klienten privat bezahlt werden muss. Deshalb wage ich zu behaupten, dass die Tür für die Geistheilung in Wahrheit seit Jahren kontinuierlich weiter aufgeht. Das Bundesverfassungsgericht hat dies schon im März 2004 ebenso gesehen und bestätigt, dass ein Heiler keine medizinische Ausbildung haben und keine Prüfungen ablegen muss, um Kranken helfen zu dürfen. Geistheilung ist nach Auffassung der Richter keine Wissenschaft, sondern eher Religiosität – was nicht ganz zutrifft: Der richtigere Begriff wäre Spiritualität, der direkte Zugriff des Einzelnen auf die göttlichen Energien in uns allen, ohne Mittelsmann, kraft der eigenen Anbindung.

Hierzu passt ein Erlebnis, dass ich vor einigen Jahren hatte. Ich möchte es Ihnen nicht vorenthalten.

An einem meiner Kurse für Fortgeschrittene nahm eine Heilpraktikerin teil, die nach einem Skiunfall Arthrose im rechten Knie hatte. Deutlich konnte man außen am Kniegelenk fühlen, dass ein etwa haselnussgroßes Stück Knochensubstanz fehlte. Wenn sie länger als zwanzig Minuten lief, fingen die Schmerzen im Knie an. Sie fragte mich, ob mein Geistführer hier nicht helfen könne. Er sagte zu, stellte aber eine Bedingung. Ich sollte während der Behandlung alles erklären, was er zur Heilung unternahm. In der Meditation sollte ich mein Herzchakra als Energielieferant öffnen, und er würde dafür sorgen, dass ich den ganzen Vorgang wie auf einem inneren Bildschirm erlebte. Damals wusste ich noch nicht, warum ich alles, was ich sah, erklären sollte. Erst ein halbes Jahr später habe ich es verstanden, und jetzt möchte ich es Ihnen hier haargenau beschreiben.

Ich ging also mit geschlossenen Augen in Meditation und öffnete – wie regelmäßig praktiziert – mein Herzchakra. Sofort nahm ich innerlich farbige Bilder des Kniegelenks wahr. Mir wurden alle Details gezeigt, so auch das fehlende Stück am Gelenk des Oberschenkelknochens. Dieses »Loch« wurde danach mit violettem Licht bestrahlt. Es war ein flackerndes Licht, nicht stetig, sondern eher wie ein pulsierender, ungleichmäßiger Strahl. Mir wurde gesagt, dies sei wie eine Reinigung zu verstehen. Dann wurde an der Außenkante des Knochens ein Stück Gaze in Form der Gelenkwölbung angebracht, und eine gelblich-grüne Flüssigkeit floss in das »Loch« hinein. Nachdem das »Loch« ganz damit angefüllt war, wurde es in pulsierendem Wechsel mit grünem und violettem Licht bestrahlt. Allmählich verwandelte sich die gelblich-grüne Flüssigkeit in eine feste graue Masse, die sich nicht von der übrigen Knochensubstanz unterschied. Der Knochen wirkte vollkommen. Daraufhin sah ich noch feine tanzende Lichterscheinungen, und mir wurde gesagt, das materialisierte Stück werde nun an das Körperbewusstsein angeschlossen. Schließlich verblassten die Bilder, und ich kehrte in die Welt der fünf Sinne zurück.

Faszinierende fünfzehn Minuten der Heilung waren vergangen. Ich hatte allen Anwesenden vorgetragen, was ich gesehen hatte und was geschehen war. Und noch bevor ich etwas anderes sagen konnte, betastete die Heilpraktikerin ihr Knie und sagte: »Das ›Loch‹ ist ja zu. Wie geht das denn? Sie haben mich doch gar nicht berührt.« Das stimmte. Ich saß ihr in zwei Meter Entfernung gegenüber, und die Energie war nur durch mein geöffnetes Herzchakra zu ihr geflossen.

Tage später rief sie mich an und bat um einen Termin für ihren Lebenspartner, einen international bekannten Atomphysiker. Sie hatte ihm von der »Materialisationsheilung« berichtet, und nun wollte er unbedingt mit mir sprechen, um zu erfahren, wie ich das mache. Ein paar Wochen vergingen, bis wir uns trafen.

Nach einem kurzen gegenseitigen Vorstellen kam seine erste Frage: »Wie machen Sie das mit der Materieerschaffung?« Darauf folgte eine Aufzählung von Fachbegriffen aus der Atomphysik.

»Ich habe keine Ahnung von dem, was Sie mich hier fragen, denn das mache nicht ich, sondern es geschieht durch mich«, war meine Antwort.

»Aber meine Lebensgefährtin sagte mir, Sie lehren das Geistige Heilen und führen es auch vor. Da müssen Sie doch wissen, wie es gemacht wird!«

Ich wollte ihm gerne etwas über die Zusammenhänge von Körper, Seele und Geist erklären, aber es dauerte eine Weile, bis ich Gelegenheit dazu bekam. Danach fragte ich ihn, ob er an Gott glaube. »Nein«, war seine spontane Antwort. Ob er sich denn vorstellen könne, dass es Menschen gibt, die mit Energien, die der Physik noch unbekannt sind, schöpferisch umgehen können.

»Nein, das kann ich mir nicht vorstellen.«

»Nun, ich glaube an Gott«, sagte ich ruhig und voller Überzeugung, »und darüber hinaus weiß ich, dass es diese schöpferische Dimension gibt, an der wir Menschen teilhaben können. Da Sie diese schöpferische Intelligenz ablehnen, erübrigt sich jede weitere Diskussion, denn wir leben in zwei verschiedenen Welten.«

Sichtlich verärgert stand er auf und ging. Aus seiner Sicht war seine Verärgerung verständlich, hatte er doch vorher noch gefragt, ob ich auch andere Stoffe materialisieren könne, wie Gold. Und als ich das verneinte, war er enttäuscht gewesen von »meinem« Können, das so gar nicht seinen Erwartungen entsprach.

Dieses Erlebnis zeigte mir deutlich, dass es die Vertreter der Naturwissenschaften nur mit »Dingen« zu tun haben wollen, die für sie real und greifbar sind. Andere Erscheinungsformen werden ignoriert oder sogar in ihrer Existenz verleugnet. Es läuft darauf hinaus: Solange wir die Begriffe Geist und Gehirn verwechseln und beide synonym verwenden, können Materie und Geist nicht auseinandergehalten werden.

Was Sie als angehender Heiler wissen sollten

Alle Heiler, die ich kennengelernt habe, hatten einen Lehrer, von dem sie ausgebildet wurden. Am Anfang wirkten sie entweder in Arbeitsgruppen, oder sie machten ihre ersten Heilanwendungen unter der Aufsicht ihres Lehrers oder eines anderen bereits aktiven Heilers. Dieser Weg ist meiner Erfahrung nach der beste, wenn auch nicht der einzige. In seltenen Fällen war es die Geistige Welt selbst, die den »Anfänger« lehrte. Der Versuch, das Geistige Heilen im Alleingang zu erlernen, also ohne einen Helfer, der den Weg schon gegangen ist, führt jedoch selten zum Erfolg. Am Anfang ist der Erfahrungsaustausch äußerst wichtig, denn die Übergänge vom Bewussten zum Unbewussten und weiter zum Überbewussten sind voller Fallgruben.

Ein Beispiel: Wenn ich mit meinem geistigen Freund und Helfer spreche und seine Stimme höre, dann ist das etwas, das auch als Stimmenhören bezeichnet werden kann und mit bestimmten Formen von Geisteskrankheit in Zusammenhang gebracht wird. Ein angehender Heiler muss behutsam mit diesem Phänomen vertraut gemacht werden und letztlich in der Lage sein, dieses Stimmenhören jederzeit ein- und auszuschalten.

Ob Sie das Geistige Heilen mit oder ohne Lehrer erlernen wollen, Sie kommen nicht darum herum, an sich zu selbst zu arbeiten. Vielleicht können Ihnen die folgenden Tipps aus meinem Erfahrungsschatz dabei helfen und Ihren Weg ein wenig abkürzen:

- Heilen ist ein ganz natürlicher Vorgang, den Sie von Geburt an einsetzen, ohne dass es Ihnen jemand gezeigt hätte. Sie haben die Fähigkeit, sich selbst zu heilen, weil Sie sich diese Fähigkeit in vielen Leben davor angeeignet haben. In wunderbarer Weise sind Sie in der Lage, Ihren Stoffwechsel zu steuern, Ihr Immunsystem und auch Ihr Hormonsystem, die Zellregeneration und vieles andere mehr.

- Ihr innerer Heiler, Ihre Seele, arbeitet präzise und äußerst wirkungsvoll, und das über Jahre und ohne Pause. Fühlen Sie in sich hinein, versuchen Sie diesen Pulsschlag der Vollkommenheit in sich zu finden. Glauben Sie mir, Ihre Seele und Ihr Geist übernehmen und verwalten ein Wunderwerk der Schöpfung, Ihren Körper! Lieben Sie diesen Körper und danken Sie ihm, denn er steht immer für Sie bereit, damit Sie sind, was Sie sind, wie Sie sind und wo Sie sind. Lieben Sie sich und nehmen Sie sich an. Es gibt keinen anderen Weg in ein erfülltes Leben.
- Gehen Sie jetzt noch einen Schritt weiter. Erkennen Sie, dass Sie Ihren Körper nicht erschaffen haben. Sie haben ihn beseelt. Sie haben einen zarten, hilflosen, kleinen Körper übernommen, den Ihre Eltern nach den biologischen Gesetzen für Sie bereitgestellt haben. Ohne die göttliche Schöpferkraft, die allem Leben innewohnt – Sie sind ein Teil davon –, wäre das Leben in einem menschlichen Körper nicht möglich. Erkennen Sie weiter, dass Ihr Intellekt nicht das Leben ist, sondern nur eine Facette des Ganzen. Er möchte zwar immer der Größte sein, doch er ist es

nicht. Ihr wahres Selbst, Ihre Seele, ist groß, mächtig und auf Vollkommenheit ausgerichtet. Einzig Sie allein, jener Teil von Ihnen, der die Schöpferkraft repräsentiert, sind imstande, geistige Heilung zu vermitteln. Einzig das Vollkommene in Ihnen kann Vollkommenheit vermitteln. Das Denken erweist sich dabei meist als Störfaktor, kann aber durch liebevolle Bejahung zur Stütze werden.

- Schalten Sie in der Meditation Ihr Tagesbewusstsein ab. Machen Sie Bekanntschaft mit Ihren inneren Werten. Verschmelzen Sie mit der geistigen Schöpferkraft, die Ihnen ständig zufließt und durch die Sie täglich neu geboren werden. Erfühlen Sie Ihre Chakren, die Einfallstore des Geistes. Üben Sie dieses Erfühlen Ihrer Cakren, denn durch sie wird der Heilstrom fließen, wenn Sie alle Bedingungen erfüllt haben. Das Meridiansystem ist ein weiterer wichtiger Faktor für die Heilung, der genau ergründet werden will. Bitten Sie Ihr Bewusstsein tief in sich immer wieder um einen einfühlenden Kontakt. Eines Tages werden Sie den Fluss der Meridiane spüren. Es ist der Strom der heilenden Hände.
- Erschaffen Sie sich in der Meditation einen imaginären Heil- und Arbeitsraum, den Sie sich individuell einrichten, am besten mit einem großen Spiegel, in dem Sie Ihre Chakren und Meridiane medial betrachten können. Bitten Sie in der Meditation um geistige Hilfe und nutzen Sie dabei die Formel: »Ich möch-

te wissen, um zu helfen.« Bleiben Sie gelassen. In diesem Bereich kann nichts erzwungen werden.

- Sie mögen viel meditiert und sich großes Wissen über die Zusammenhänge des menschlichen Seins erworben haben, doch damit haben Sie noch nicht das, was heilt, sondern bestenfalls Garanten auf dem Weg dorthin. Was zählt, ist Ihre innere Einstellung, Ihre Fähigkeit, sich zurückzunehmen, ohne sich klein zu machen, um etwas Größeres durchzulassen – nichts anderes als die Liebe der Schöpfung. Erspüren Sie die Liebe der Schöpfung und geben Sie sie weiter. Liebe fließt von Herz zu Herz. Lieben Sie sich, lieben Sie Ihr Leben und übertragen Sie Liebe auf andere Menschen, auf die Natur, auf Ihre Umwelt. Sehen Sie jeden Hilfesuchenden, der zu Ihnen kommt, als einen Teil der Vollkommenheit der Schöpfung an, unabhängig von seiner Herkunft, seinem Aussehen und seiner Lebensart. Das, was ihn krank macht, ist nur ein winziger Teil seines Bewusstseins, der die Verbindung zum Körper verloren hat, ein kleiner Aspekt von vielen. Der größte Teil seiner Seele ist vollkommen, sonst könnte er nicht vor Ihnen stehen. Jeder Mensch, so unvollkommen er auch scheinen mag, ist auf dem Weg in die Vollkommenheit, und jede Seele braucht auf diesem Weg hier und dort Lehrer und Heiler. Entwickeln Sie wahres Mitgefühl für Kranke und Leidende, aber nicht Mitleid, sondern seelische Anteilnahme. Sehen Sie einen Kranken niemals als hilflose Unvollkommenheit an. Er ist genau wie Sie ein dem Licht entgegenstrebendes Wesen, das ein wenig die Orientierung verloren hat, und das kann sich von einem Moment auf den anderen ändern.

- Wenn Sie erkannt haben, dass Ihr Denken Sie einschränkt, weil Sie noch Glaubenssätze haben, die Sie klein und unvollkommen machen, dann sollten Sie daran arbeiten. Seien Sie sich immer bewusst, dass es beim Geistigen Heilen *nicht* auf Ihren Intellekt ankommt. Vernunft und Herzensgüte sind gefragt und Gedankenhygiene ist unerlässlich. Niemals dürfen Sie zulassen, dass Sie in negativen Begriffen denken oder sogar sprechen, indem Sie zum Beispiel sagen: »Die Behandlung wird Ihnen *unheimlich* gut tun«, »Ihre *teuflische* Krankheit werde ich verbrennen und ausrotten«, »Meine Behandlung kann Ihnen *wahnsinnig* gut helfen.« Denken Sie stattdessen in Vollkommenheitsbegriffen und machen Sie sich vor allem nicht vor sich selbst klein, indem Sie beispielsweise sagen: »Vielleicht kann ich Ihnen *ein bisschen* helfen.« Besonders während einer Behandlung müssen all Ihre Gedanken voller Harmonie und Liebe sein. Vermeiden Sie, in Vergleichen zu denken, nach dem Motto: »Dieser Klient ist genau wie Herr Müller gestern. Mal sehen, wie es bei ihm läuft.« Bedenken Sie: Jeder Mensch ist einmalig und will dort abgeholt werden, wo er selbst steht, nicht da, wo ein anderer Mensch sich gerade befindet.

Über den Prozess des Heranwachsens zum Heiler gäbe es noch viel zu sagen, aber auch jeder Heiler ist einmalig. Wie Sie lernen und was Sie lernen wird immer ein Ausdruck Ihres eigenen Wesens sein. Daher möchte ich noch einmal betonen: Ein Heiler und Lehrer kann Ihnen den Weg zeigen. Er kann diesen Weg sogar verkürzen, indem er Ihre Talente erkennt, Sie fördert und Ihnen am Anfang die Sicherheit gibt, die Sie garantiert benötigen. Aber gehen müssen Sie Ihren Weg selbst. Dabei wünsche ich Ihnen viel Licht, viel Liebe und viele Erkenntnisse.

Das dritte Jahrtausend hat begonnen

Wissende und Eingeweihte aller Kulturen versuchten schon immer, den Schleier zu lüften und die »Welt hinter der Welt« oder »den Menschen hinter dem Menschen« zu ergründen. Die unterschiedlichsten Betrachtungsweisen führten zur Entwicklung des Begriffes »Medium« als Bezeichnung für einen Menschen, der nach Bedarf zwischen den Welten hin und her wandern kann. Dass ein Mensch über mediale Fähigkeiten verfügt, heißt allerdings noch lange nicht, dass er auch ethische Vernunft im menschlichen Sinn entwickelt. Die Vergangenheit lehrt uns, dass Menschen mit medialen Kräften diese nicht immer zum Heil anderer eingesetzt haben.

Wenn ich als Heiler und Forscher auf meine Erlebnisse mit Klienten und anderen Heilern zurückblicke, die ich bei ihrer Arbeit beobachten durfte, so würde ich sagen: »Eine Tür ist einen Spalt weit offen, und wir haben die Möglichkeit, sie ganz zu öffnen, wenn wir uns bewusst machen, dass wir gleichzeitig in mehreren Dimensionen existieren.«

Beschränken wir uns der Einfachheit halber auf die zwei für uns wesentlichen Dimensionen, jene der Materie und jene der Energie. Um die materielle und die energetische Welt in einem höheren Sinne zu verbinden, bedarf es einer dritten Kraft, der Vernunft des Wissens um die immateriellen Kräfte der Seele und des Geistes sowie darum, wie man im Sinne menschlichen Denkens und Handelns damit umgeht. Ein Mensch, der über Sensitivität und Medialität verfügt, sollte in ein höheres Bewusstsein hineinwachsen und gleichzeitig in der Lage sein, sein eigenes irdisches Leben in vernünftiger Weise zu leben. Diese Entwicklung muss parallel verlaufen, und dazu bedarf es einer Schulung der Medialität. Das heißt, dass sich die geistigen Fähigkeiten unter Aufsicht und Beobachtung entfalten und gleichzeitig beurteilt werden kann, was im Sinne der bekannten Naturgesetze natürlich ist und was nicht mit diesen erklärt werden kann. Die Chance zum Fortschritt liegt eindeutig in der Schulung und Ausbildung medialer und parapsychischer Fähigkeiten sowie in der Erforschung und Prüfung ihrer Anwendungsmöglichkeiten.

Der diesbezügliche Erkenntnisstand hat das menschliche Handeln schon immer bestimmt und wird es auch weiterhin bestimmen. Gleichzeitig wurde und wird jeder geistige Fortschritt in dieser Richtung mit allen Mitteln bekämpft. Doch jetzt, im ersten Drittel des neuen Jahrtausends, besteht die Möglichkeit, das Tor weiter zu öffnen als jemals zuvor, denn sogar unter Naturwissenschaftlern, vor allem unter Physikern, steht mittlerweile außer Zweifel, dass es erheblich mehr nur die bisher bekannten Naturgesetze gibt.

Wir erleben heute eine revolutionäre Umwälzung im Bereich der Naturwissenschaften, und ich habe den Eindruck, dass uns die neuen Betrachtungen einem höheren Bewusstsein, dem Allbewusstsein, näherbringen. Mit etwas Glück neigt sich die Ära der seelenlosen Naturwissenschaft allmählich ihrem Ende zu.

Dieser menschliche Sinneswandel führte in den letzten Jahren schon zu einer Vielzahl von Untersuchungen zur Wirksamkeit des Geistigen Heilens. Keine einzige dieser nach strengen Kriterien durchgeführten Studien ergab so etwas wie »Geistheilung bringt nichts oder ist sinnlos«. Alle waren sich darüber einig, dass eine unerklärbare Heilwirkung zu beobachten war.

Nachwort 2024

Etwas Wundervolles hat sich in den letzten zwanzig Jahren getan: Die Erkenntnisse über die Heilungsmöglichkeiten durch den Lebenskalender haben etwas ausgelöst. Heiler, die diese Methode in ihrem vollen Umfang beherrschen, konnten Schulmediziner und Psychologen davon überzeugen, dass dies eine Heilmethode von großer Tragweite ist. Deshalb gründete ich mit einigen dieser Heiler am 1. Januar 2024 das *Zentrum für Heilendes Bewusstsein.* Unser Ziel ist es zu erforschen, wie Ärzte und ausgebildete Geistheiler zum Wohl des Patienten am besten zusammenarbeiten können. Das Wirken über den Lebenskalender ist diesbezüglich zentral.

Nach wie vor wird im Rahmen der *Schule der Geistheilung nach Horst Krohne®* der Lebenskalender als eine Methode unter mehreren gelehrt und damit die Basisanwendung ermöglicht, doch die Vielfalt der Heilungsmöglichkeiten durch diese Methode, die für die gezielte Zusammenarbeit von Heilern mit Ärzten unerlässlich ist, vermittelt erst eine vertiefende Sonderausbildung durch das *Zentrum für Heilendes Bewusstsein.*

In England und in den USA wird eine solche Zusammenarbeit schon seit Jahrzehnten effektiv genutzt, und in vielen Krankenhäusern können die Patienten dort entscheiden, ob erst ein Heiler oder ein Arzt konsultiert wird. Das ist unsere Vision für die Zukunft, die jetzt angebrochen ist: Klassisch medizinisch ausgebildete Fachkräfte wirken gemeinsam mit Alternativmedizinern jedweder Richtung sowie mit Heilern, die die geistige und energetische Dimension unseres Seins klar vor Augen haben, zum Wohl des Menschen. Die Arbeit mit dem Lebenskalender bildet hierfür den Anfang.

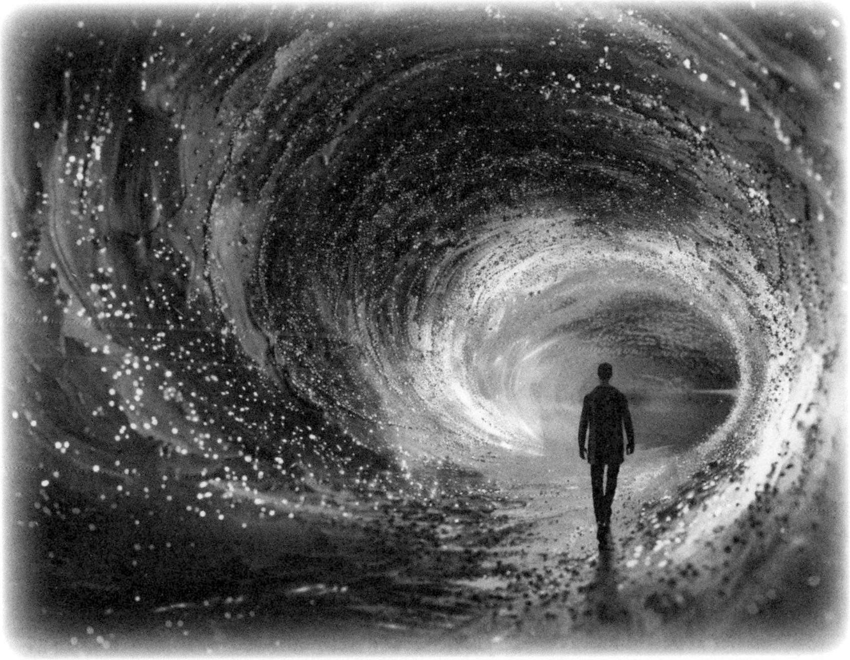

Danksagung

Wie alle Bücher hat auch dieses Werk nicht nur einen Autor, es ist letztlich ein Gemeinschaftswerk. Ich habe mich beim Heilen und in meiner Lehrtätigkeit von vielen Menschen inspirieren lassen, und das Ergebnis gebe ich hier wieder. Die Hilfesuchenden, die sich mir anvertrauten, machten mir ihre Probleme zum Geschenk, denn sie forderten mich heraus, mir Fragen zu stellen und nach Lösungen zu suchen, die mich dem Sinn des Lebens nähergebracht haben. Weil ich nach Lösungen suchte, durfte und konnte ich den Kontakt zur Geistigen Welt herstellen und machte bei Geistigen Heilungen immer wieder Bekanntschaft mit der wahren Liebe der Schöpfung. Heute kann ich mit voller Überzeugung sagen: Es gibt eine Instanz, die wir Gott nennen. Sie ist mit all ihren Helfern für uns da und unternimmt alles, um uns zu helfen, wenn wir das wollen.

Hätten mir meine Lehrer diesen Weg nicht gezeigt, hätte ich ihn gar nicht gehen können. Deshalb danke ich allen Heilern, die in meinem Haus gewirkt haben. Sie gaben mir den Mut und das Vertrauen, meinen eigenen

Weg zu gehen, selbst wenn er manchmal sehr steinig war. Mein besonderer Dank gilt meinem spirituellen Lehrer Hermann Delz. Weil mein eigener Menschenverstand oft nicht ausreichte, führte ich viele Gespräche mit Menschen, die mich inspirierten und mir halfen, mein Wissen zu vertiefen. Dazu gehören auch die Dozenten und Mitarbeiter der *Schule der Geistheilung nach Horst Krohne*®. Ihnen allen danke ich von ganzem Herzen.

Danken möchte ich außerdem den Organisatoren, die mir in all den Jahren tatkräftig beim Vermitteln und Aufbau von Heilseminaren geholfen haben.

In größter Liebe spreche ich meinen tief empfundenen Dank auch meiner viel zu früh verstorbenen Frau Anneli aus, denn ohne ihre Unterstützung und Hilfe wäre dieses Buch über die Anfänge nicht hinausgekommen. Sie machte mir immer wieder Mut, mein Wissen zu Papier zu bringen, und nahm sich viel Zeit, meine Aufzeichnungen in ein Konzept zu bringen.

Heute, zwanzig Jahre nach der Erstausgabe dieses Buches, hat die Geistheilung volle Fahrt aufgenommen und die *Schule der Geistheilung nach Horst Krohne*® hat schon mehr als 30.000 Suchende ausgebildet. Qualität und Umfang des Lehrprogramms werden ständig optimiert, und immer mehr ausgebildete Heiler arbeiten inzwischen mit Ärzten zusammen.

Ihr Horst Krohne

Die Schule der Geistheilung

Die *Schule der Geistheilung nach Horst Krohne®* wurde im Jahr 1998 gegründet. Das Ausbildungsprogramm umfasst mehr als zwanzig verschiedene Heil- und Diagnosemethoden und bietet jedem Suchenden zahlreiche Möglichkeiten, seine individuellen Heilfähigkeiten und Talente weiter auszubilden und anzuwenden.

Beim Geistigen Heilen unterscheiden wir im Wesentlichen fünf Bereiche:

1. Heilen mit Gedankenkraft: mentales Heilen, Suggestion, Heilhypnose und Organsprache (siehe mein Buch *Organsprache-Therapie*).
2. Heilen durch Energieübertragung: Handauflegen, Meridian- und Aurabehandlung sowie die Behandlung und der Ausgleich von Chakren und Nebenchakren (siehe meine Bücher *Handbuch für heilende Hände* und *Die Schule der Geistheilung*).
3. Mediales Heilen in Zusammenarbeit mit der Geistigen Welt, also mit Geistführern, Engeln und/oder Ärzten aus dem Jenseits, Gebetsheilung und Fürbitte.
4. Suchtbehandlungen sowie das Löschen von psychosomatischen Konflikten und traumatischen Erlebnissen.
5. Heilen mit außersinnlichen Diagnosen, die beim Klienten zu notwendigen Umstellungen in verschiedenen Lebensbereichen führen, und Anwendungen außerhalb

der Geistheilung, zum Beispiel mittels der Radiästhesie oder Bettplatzsanierung, aber auch das Aufspüren von Unverträglichkeiten, belastendem Zahnmaterial und Umweltgiften bis hin zu physischen Blockaden (Wirbelverschiebungen). Hier ist es stets wichtig zu erkennen, wann andere Therapiemethoden zum Einsatz kommen sollten.

Alle fünf Gebiete können miteinander kombiniert werden. Meistens ist dies sogar notwendig, um einen grundlegenden Genesungsprozess einzuleiten. In allen Bereichen müssen wir davon ausgehen, dass sich keine Heilung einstellen kann, solange der Verursacher der Krankheit nicht gefunden und aufgelöst wurde. Heilung ist immer die Lösung eines Konflikts, und das bedarf in der Regel einer ganzheitlichen Behandlung. Ganzheitlich bedeutet, den ganzen Menschen zu erfassen, in der Gesamtheit seiner Umwelt und Lebensweise. Diese Ganzheitlichkeit, die zur Heilung führt, will erkannt und erlernt sein.

Jeder Heiler wächst mit seinen Erfahrungen in die Heilungsprozesse hinein und spürt erst bei der Beschäftigung mit dem Menschen, worum es wirklich geht.

Mit den richtigen Methoden und einem guten Lehrer an der Seite kann der Weg abgekürzt werden.

Schule der Geistheilung nach Horst Krohne®
Hannoversche Straße 36
D-31134 Hildesheim
Telefon +49 (0) 5121 1774407
www.schule-der-geistheilung.de
office@schule-der-geistheilung.de

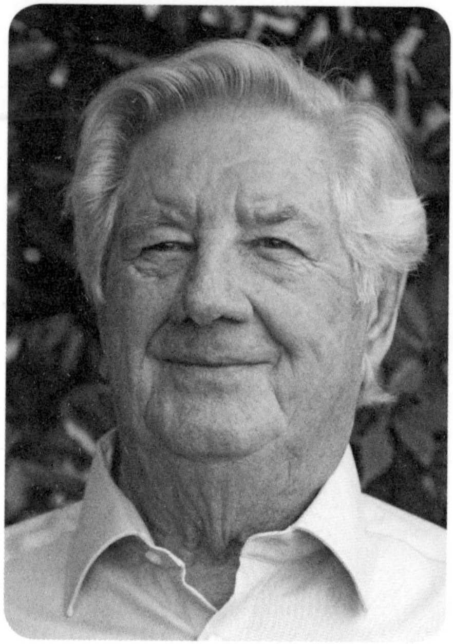

Horst Krohne,

Gründer der Schule der Geistheilung nach Horst Krohne®, unterrichtet ein wissenschaftlich fundiertes System, das jedem Menschen die Möglichkeit gibt, geistige Heilweisen zu erlernen und zu praktizieren. Der Erfolg seiner Lehrmethoden und seiner vielen bisher erschienenen Bücher, darunter *Neue Sicht des Geistigen Heilens*, *Das Hausbuch der Geistheilung*, *Organsprache-Therapie* und *Geheimnis Lebenskalender*, machten ihn zum angesehensten deutschen Geistheiler.

Nach einer Lehre als Feinoptiker für astronomische Instrumente/Spiegelteleskope mit Abschluss der Meisterprüfung erlernte der 1934 in Berlin Geborene auf dem zweiten Bildungsweg die Betriebs- und Verkaufspsychologie, der er eine Ausbildung zum Kosmobiologen und Astrologen sowie zum Radiästhesisten folgen ließ. Bereits 1970 stieg er aus dem Wirtschaftsleben aus und eröffnete das »Zentrum für Lebenshilfe« mit Hotel auf Teneriffa. Acht Jahre lang studierte er dort mit Heilern aus allen Kulturkreisen das Phänomen des Geistigen Heilens und begann 1985 in Deutschland, Österreich und der Schweiz mit seiner Lehrtätigkeit auf den Gebieten Radiästhesie, Heilmeditation und Geistiges Heilen.

Durch seine eigene mediale Begabung und Chakra-Sichtigkeit gelang es ihm, bei vielen Menschen die Selbstheilungskräfte und heilerischen Fähigkeiten zu aktivieren. Seine Bekanntheit wuchs noch durch Fernsehauftritte im ARD, ZDF, auf RTL und ARTE. Einladungen als Referent führten ihn zu internationalen Kongressen und anderen Heiler-Veranstaltungen, wie den renommierten Basler PSI-Tagen.

Gemeinsam mit Ärzten, Psychologen und Psychiatern entwickelte er das Lehrprogramm der *Schule der Geistheilung nach Horst Krohne®*, die er 1998 gründete und deren Programm mittlerweile von Dozenten der Schule europaweit als Aus- und Fortbildung im Bereich der Geistheilung mit Abschlusszertifikat gelehrt wird. Gemeinsam mit seiner inzwischen verstorbenen Frau Anneli, die ihm bei den Seminaren stets mit großem Engagement zur Seite stand, begründete er den seit 2001 bestehenden jährlich abgehaltenen »Internationalen Heiler-Kongress« und rief 2006 das Fachmagazin der Schule, den *Heilspiegel*, ins Leben. Er hält weiterhin Vorträge und gibt Supervisionen für Dozenten und andere Heiler.

Seit 2015 besteht die Horst-Krohne-Stiftung zur Förderung der Wissenschaft und Forschung auf dem Gebiet der alternativen Heilmethoden.

Heilervermittlung:
www.schule-der-geistheilung.de
info@schule-der-geistheilung.de

Direkte Korrespondenz:
Horst Krohne, Mar Y Cumbre
Calle Acevino 16, Portal 1, A-M
E-38400 Puerto de la Cruz, La Paz
Tenerife/Islas Canarias

VERZEICHNIS LIEFERBARER BÜCHER

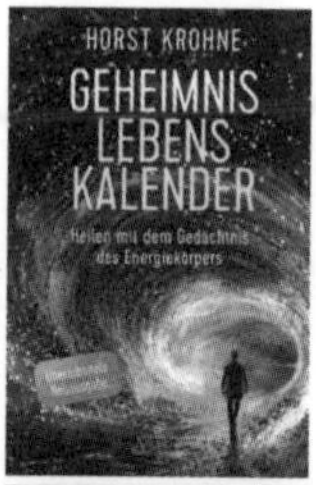

2024: *Geheimnis Lebenskalender. Heilen mit dem Gedächtnis des Energiekörpers.*
Hardcover, überarbeitete Neuausgabe;
auch als eBook. ISBN 978-3-95447-513-1

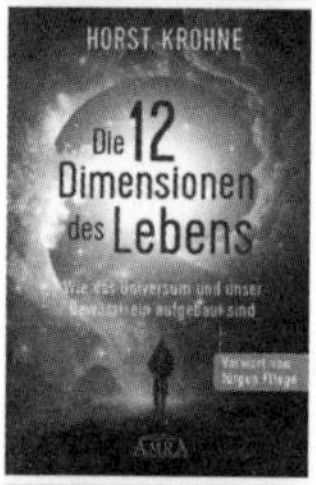

2023: *Die Zwölf Dimensionen des Lebens. Wie das Universum und unser Bewusstsein aufgebaut sind.*
Hardcover, Erstveröffentlichung; auch als eBook.
Vorwort von Jürgen Fliege. ISBN 978-3-95447-673-2

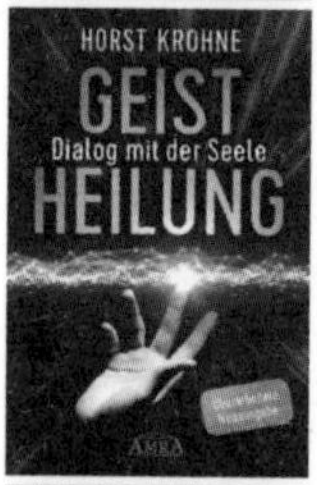

2023: *Geistheilung – Dialog mit der Seele.*
Hardcover, überarbeitete Neuausgabe; auch als eBook.
Vorwort von Antonie Peppler.
ISBN 978-3-95447-560-5

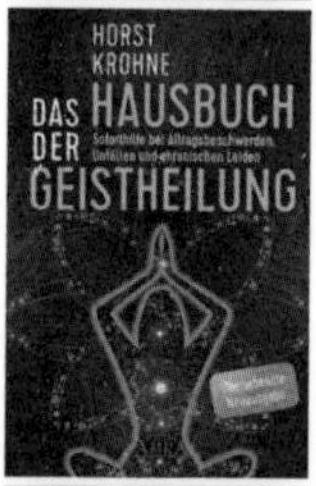

2022: *Das Hausbuch der Geistheilung. Soforthilfe bei Alltagsbeschwerden, Unfällen und chronischen Leiden.*
Hardcover, überarbeitete Neuausgabe; auch als eBook.
ISBN 978-3-95447-515-5

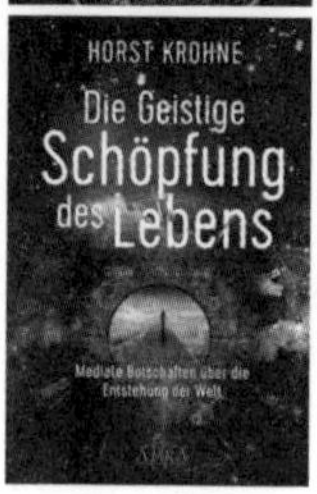

2022: *Die Geistige Schöpfung des Lebens. Mediale Botschaften über die Entstehung der Welt.*
Hardcover, Erstveröffentlichung; auch als eBook.
ISBN 978-3-95447-550-6

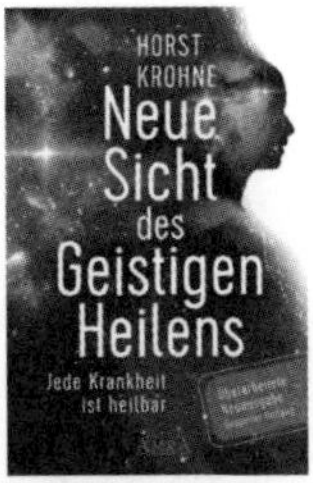

2022: *Neue Sicht des Geistigen Heilens. Jede Krankheit ist heilbar.*
Hardcover, Neuausgabe mit doppeltem Umfang; auch als eBook. ISBN 978-3-95447-511-7

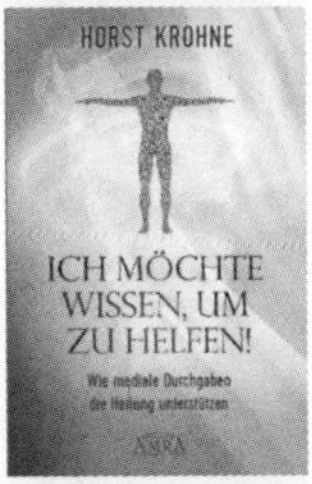

2020: *Ich möchte wissen, um zu helfen! Wie mediale Durchgaben die Heilung unterstützen.*
Hardcover, Erstveröffentlichung; auch als eBook.
ISBN 978-3-95447-442-4

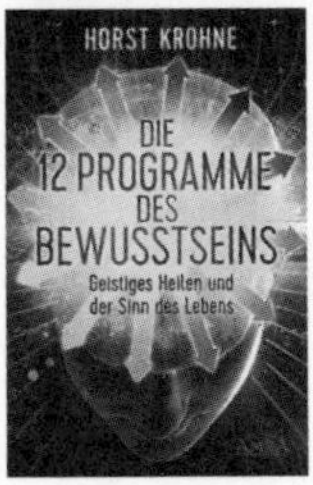

2018: *Die Zwölf Programme des Bewusstseins. Geistiges Heilen und der Sinn des Lebens.*
Hardcover, Erstveröffentlichung; auch als eBook.
Vorwort von Silke und Volker Finger.
Nachwort von Angelika Mayrhofer-Battlogg.
ISBN 978-3-95447-185-0

Vergriffene Bücher von Horst Krohne sind im AMRA Verlag als überarbeitete Neuausgaben in Vorbereitung. Sie können sich über den Veröffentlichungsstand informieren, wenn Sie im Shop auf www.AmraVerlag.de im Suchfeld das Stichwort »Horst Krohne« eingeben.

Bei Fragen zu bestimmten Inhalten der Bücher wenden Sie sich bitte an info@schule-der-geistheilung.de.

Über die größte Geistheilerschule Europas erfahren Sie mehr auf https://youtu.be/gDb2Xw-lHZg.

Unheilbar krank – austherapiert!

Eine Leseprobe aus Horst Krohnes Buch

Geistheilung – Dialog mit der Seele

Wenn wir über kranke Menschen sprechen, Menschen, die einen Leidensweg gegangen sind und ihn immer noch gehen und die den Stempel »unheilbar« aufgedrückt bekommen haben, sollten wir uns als Erstes fragen, wer diese Behauptung eigentlich aufgestellt hat und aufgrund welcher Kriterien er zu diesem Urteil gekommen ist. Sehr oft erleben wir, dass Menschen wieder gesund werden, *obwohl* die Behauptung, unheilbar zu sein, auf ihnen lastete.

Wenn es Heilungen bei Unheilbaren gibt, ist jede Aussage, die sich Worte wie »unheilbar«, »austherapiert« oder »damit müssen Sie leben« bedient, eine unzulässige Suggestion. Es ist kein Zufall, dass in »unheilbar« die Silbe *heil* und in »austherapiert« das Wort *Therapie* steckt. Auch wenn nicht jeder Fall, der als »unheilbar«, »sterbenskrank« oder »todgeweiht« bezeichnet wird, in Heilung übergeht, sollten wir als Geistheiler doch niemals die Hoffnung aufgeben.

In meiner Tätigkeit als Heiler erwirkte ich so manches Wunder bei Menschen, die als »nicht heilbar« bezeichnet wurden, und nachdem ich über Jahre hinweg bei vielen meiner Klienten über die Art der Behandlung und die Hintergründe Aufzeichnungen geführt hatte, begann ich nach Erklärungen zu suchen, warum schwierige Fälle den Stempel »unheilbar« erhielten und warum bei einem Teil der Kranken Heilung erfolgte. Bei all meinen Überlegungen und Bemühungen bin ich immer davon ausgegangen, dass Leben Energie und Bewusstsein ist und dass Materie und unser Körper ein Ausdruck des geistig-energetischen Bewusstseins darstellt. Angeborene Krankheiten, Operations- oder Unfallfolgen wurden von mir nicht berücksichtigt.

Meine Suche richtete sich auf die Menschen, bei denen alle bisherigen therapeutischen Bemühungen keinen Erfolg brachten und kein Verursacher erkennbar war.

Gesprächsaussagen, besonders Antworten auf meine Fragen, ergaben schließlich, dass bei therapieresistenten Klienten ganz bestimmte menschliche Eigenschaften fehlten oder nur sehr schwach vorhanden waren.

Es ging dabei im Wesentlichen um drei Qualitäten: *Freiheit*, *Verantwortung* und *Vertrauen*. Auch die Schwere der Erkrankung und die Hoffnungslosigkeit als Folge der Wirkungslosigkeit von Behandlungen drückte sich in den Abstufungen dieser Eigenschaften aus: wenig Vertrauen, ein bisschen Vertrauen bis kein Vertrauen.

Erstens: Wenn Vertrauen fehlt

Es ist erschütternd zu sehen, was alles geschieht, wenn innerhalb von Familien das Vertrauensverhältnis zerrüttet ist. Dies gilt auch für Singles, die aus freiem Willen zusammenleben, und weitgehend auch für die berufliche Zusammenarbeit. Fehlt es dann noch am Vertrauen zu sich selbst oder am Vertrauen zur Schöpfung und an Gott, wird die lebendige Stabilität, die Krankheit fernhält, schwinden.

Ermessen Sie einmal selbst, wie Sie sich fühlen, wenn Sie zu den Eltern oder zum Partner, zum Beruf oder zu Ihrem Arzt kein Vertrauen mehr aufbringen. Haben Sie dann noch Vertrauen in Ihre Heilungskräfte? Ich glaube nicht. Schauen Sie sich in Ihrer Wohnung nur Ihren Arzneimittelvorrat an. Über Bachblüten, Globuli bis hin zu schulmedizinischen Produkten wird dort alles zu finden sein, und jedes dieser Mittel zeigt *Vertrauenslosigkeit in das eigene heilende Bewusstsein.* Vertrauenslosigkeit oder Vertrauensmissbrauch ist eine selbstzerstörende Kraft! Vertrauen ist eine lebensbejahende Kraft, aber ihr steht ein ganzes Bündel zerstörerischer Kräfte gegenüber: Misstrauen, Vertrauenslosigkeit und »sich nicht trauen« bis hin zur Trauer oder den Gefühlseindrücken, wenn vertraute Menschen oder Umgebungen nicht mehr vorhanden sind. All das sind Verluste, die ohne Weiteres auch Persönlichkeitsverluste zur Folge haben können. Verluste an Vitalität!

Daraus ergibt sich nun die Frage: Was können wir als Geistheiler tun, wenn sich herausstellt, dass der Kranke kein Vertrauen mehr hat? Zunächst müssen wir uns natürlich sicher sein, dass der Leidende wirklich einen Mangel an Vertrauen hat, denn das ist ja nicht der einzige mögliche Krankheitsverursacher. Gibt es neben dem Gespräch, das Vertrauensmangel aufzeigen kann, noch andere Diagnosemöglichkeiten? Gibt es für uns Heiler, die wir mit medialer Wahrnehmung oder durch sensible Einfühlung arbeiten, vielleicht noch den Weg, Vertrauensmangel in den Energiemustern aufzudecken?

Wenn wir auf Mangel an Vertrauen schließen wollen, ist es wichtig, die geschwächten Energiemuster zu kennen, die Hinweise auf ein gebrochenes Vertrauen aufzeigen.

Zweitens: Wenn Verantwortung fehlt

Wenn wir davon ausgehen, dass jede Heilung eine Selbstregulation, eine Selbstheilung ist, so muss unser Gesamtbewusstsein in einem Heilungsprozess Selbstverantwortung ausüben. Fehlt die Selbstverantwortung, kann das regulierende Bewusstsein hilfreiche und gut gemeinte Empfehlungen überhaupt nicht annehmen oder verwerten.

Mangel an Verantwortung ist in allen Ausdrucksformen menschlichen Verhaltens zu finden – angefangen beim Essen und Trinken, in der Lebenshaltung, in der Lebensführung, bis hin zum Kollektiven, wenn es darum geht, Verantwortung für andere zu übernehmen. Wer möchte es schon mit einem verantwortungslosen Menschen zu tun haben? Aber schauen wir uns einmal selbst an. Übernehmen wir immer die Verantwortung, oder sind wir vielleicht feige, sind wir lieber Opfer? Haben wir ein schwaches oder ein starkes Selbstbild? Eines ist sicher, ein schwaches Selbstbild führt zu ständigen Sorgen und lässt die Verarbeitung der Emotionen nicht zu – angestaute Gefühle entwickeln sich.

Die Probleme gehen tiefer, Verbitterung kann entstehen, der Mensch wird zum Opfer, ist zum Scheitern verurteilt und bleibt in seinem Schmerz sitzen. Ich könnte noch eine Menge weiterer Dramen aufzählen, die entstehen, wenn unser Bewusstsein keine Verantwortung übernimmt.

Drittens: Mangel an Freiheit

Es gibt viele Kräfte, die unfrei machen. Verbote, Erniedrigungen, dominierende Angehörige, Eltern, Geschwister, Partner, aber auch einschränkende Glaubenssätze, weltfremde Meinungen und realitätsfremde Anschauungen.

Das alles sind unterdrückende, freiheitsraubende Kräfte, die im Bewusstsein und im Körperlichen wirken. Unfreiheit bedeutet Machtlosigkeit, und wenn diese in das körperliche Geschehen fällt, haben die Heilungskräfte kaum noch eine Chance. Deshalb zeigen Menschen mit einem Mangel an Freiheit eine besondere Anfälligkeit für bestimmte Erkrankungen. Im Vordergrund stehen das Blut und die Lymphe, denn beide sind Repräsentanten der Freiheit. Einen Mangel an Freiheit erkennen wir auch an Durchblutungsstörungen und Lymphstau. Aber selbst Verhärtungen, Ablagerungen und Steinbildungen haben etwas mit Freiheitsmangel zu tun. Des Weiteren könnte man alle inneren Sekretionen dazunehmen, bis hin zu Hormonausschüttungen.

Fassen wir einmal zusammen: *Wesentlich sind Freiheit, Vertrauen und Verantwortung.* Kann eine der Qualitäten nicht gelebt werden, leidet der Mensch seelisch. Er wird aber erst dann körperlich krank, wenn andere krank machende Prozesse hinzukommen. Fehlen zwei dieser Qualitäten bei einem Menschen gleichzeitig, treten neben der seelischen Not auch körperliche Erkrankungen auf.

Diese Krankheiten kommen und gehen als Leidensdruck aus den unterdrückten Grundbedürfnissen der Seele. Kommt es zwischendurch zu einer Erleichterung und entstehen Vertrauen, Verantwortung und Freiheit, schwindet die physische Belastung. Sie kehrt aber zurück, wenn sich die Lebensumstände wieder ändern und diese Qualitäten, die den Grundbedürfnissen der Seele entsprechen, schwinden – vergleichbar mit der Wetterfühligkeit.

Das Drama der Heil- und Therapielosigkeit zeigt sich dann, wenn alle drei Qualitäten im Lebensinhalt eines Menschen fehlen. In diesem Fall haben wir den Klienten, der auf Heilanwendungen nicht mehr reagiert. Bei einem solchen Menschen hilft nur, in einer Heilstrategie diejenigen Dinge aufzulösen und zu verändern, die ihn zu Unfreiheit, Vertrauenslosigkeit und Verantwortungslosigkeit geführt haben. Weil wir als Geistheiler mit unseren geistigen Helfern die Möglichkeit haben, das Problem in den unbewussten Schichten der Seele zu erreichen und damit quasi an der Wurzel zu packen, greifen unsere energetischen Informationen auch dann oder gerade deshalb, weil keine äußeren Anwendungen zum Zug kommen. Es wird eine Stärkung der Seele erreicht. Und diese Stärkung führt schließlich zu dem, was vorher nicht möglich war.

Bedenken wir immer, dass wir niemals für einen anderen Menschen leben können und deshalb auch nicht sagen dürfen: »Ich heile dich.« Nur wenn es uns gelingt, mit unserer Erfahrung, mit unseren Geistführern und mit Gottes Hilfe das Bewusstsein der schwachen Seele zu erwecken und diese in eine neue Dynamik zu führen, setzt das ein, was vorher fehlte – Selbsterkenntnis, Selbstverwirklichung und somit Heilung. Heilen ist und bleibt ein Prozess der Bewusstseinserweiterung, und wenn wir diese beim Kranken mit unserer medialen Informationsübertragung nicht erreichen, kann keine Heilung entstehen.

Heilung ist eine Kunst, ist ein Gebet, ist Liebe. Der Mensch – der Heiler – wird zum Vermittler, zum Kanal der Kraft und Intelligenz, die alles Leben spendet. Die geistige Kraft, die heilend wirkt, fließt dabei immer nur in einem passiv dienenden Bewusstseinszustand. Unsere fünf Sinne und unsere Lebenserfahrungen reichen nicht aus, um diese Strömungen zu verstehen. Aber wir können daran glauben. Glaube, Religiosität und Spiritualität sind für viele Heiler die Grundlage ihres Heilerfolges. Glaube ist kein Wissen, doch Glaube kann zur Kraft werden, um Wissen zu erlangen.

Anfangs sagte ich: In »unheilbar« steckt »heilbar«, in »austherapiert« steckt »Therapie«. Geben Sie nie die Hoffnung auf, denn Heilung ist ein Gesetz des Lebens. Ohne Heilung kein Leben. Suchen Sie als Heiler bei den Hoffnungslosen in allen Schichten ihres Bewusstseins

- nach fehlender Freiheit, denn Freiheit ist die Kraft des rechten Tuns;
- nach fehlendem Vertrauen, denn Vertrauen ist der Weg zu Gott, und für Gott ist alles möglich;
- und nach fehlender Verantwortung, denn Verantwortung ist die Kraft der Evolution, die Kraft des Wachstums und der Entwicklung.

Führen Sie aber nicht alles auf einen Mangel an Freiheit, Verantwortung oder Vertrauen zurück. Es gibt genügend andere Krankheitsverursacher, nur sprechen die Klienten bei anderen Verursachern meistens gleich auf Heilanwendungen an. Wenn das bei unseren drei Qualitäten so anders ist und die Kranken anwendungsresistent sind, dann müssen diese im Entwicklungsprozess des menschlichen Bewusstseins eine große Rolle spielen. Aber welche Rolle spielen sie?